中医诊断三要素

贾文利　　王晓楼　　何昱苇　　贾天安　编著

河南科学技术出版社

·郑州·

内 容 提 要

本书是一本学习中医诊断的通俗读物，具有格式新颖、内容精练、概念清晰、重点突出、主次分明、实用性强的特点。作者在国家规划教材《中医诊断学》的基础上，根据数十年的教学经验与临床实践又补充了很多心得体会，使知识点更加丰富，理论更切合临床实际，概念更加清晰。作为学习中医的实用读物，本书既适合中医专业人员学习参考，也适合广大中医爱好者自我研习，精练简洁的介绍使读者学习中医诊断不再难，一看就懂，一读便会，广大读者不妨一试。

图书在版编目（CIP）数据

中医诊断三要素/贾文利等编著 . —郑州：河南科学技术出版社，2013. 11
（2024.8重印）
ISBN 978－7－5349－6588－3
Ⅰ. ①中…　Ⅱ. ①贾…　Ⅲ. ①中医诊断学－基本知识　Ⅳ. ①R241

中国版本图书馆 CIP 数据核字（2013）第 225863 号

出版发行：河南科学技术出版社
　　　　　地址：郑州市经五路 66 号　　邮编：450002
　　　　　电话：（0371）65737028　65788870
　　　　　网址：www. hnstp. cn
策划编辑：仝广娜　任燕利
责任编辑：任燕利
责任校对：胡　静
封面设计：张　伟
版式设计：张金霞
责任印制：朱　飞
印　　刷：永清县晔盛亚胶印有限公司
经　　销：全国新华书店
幅面尺寸：148 mm×210 mm　　印张：5.5　　字数：160 千字
版　　次：2013 年 11 月第 1 版　　2024 年 8 月第 3 次印刷
定　　价：48. 00 元

编 写 说 明

中医诊断学是在中医学理论指导下，研究诊断疾病、辨别证候的一门学科。它是中医基础理论与临床各科之间的桥梁，是中医专业课程体系中的主干课程。

中医诊断学历来受学习中医者的重视，但中医诊断学教材大都内容繁多，且其理论均是以四诊和辨证为主，语言叙述枯燥抽象，深奥难懂。究其原因，一是中医诊断学的内容联系广泛，既有中医基础理论，又有中医临床各科知识，往往让初学者茫然不知所措；二是中医诊断学中涉及的内容过于零碎，范围过于广大，给学习和记忆造成了一定的难度。

针对以上问题，《中医诊断三要素》以清新的面孔，从论舌、说脉、谈证三方面，简明扼要地阐明了中医诊断的方法、原理及临床运用，揭示了中医诊断学的精髓，给学习者一种清新明朗的感觉，对其学习中医诊断可以起到事半功倍的作用。

本书主要参照历版全国高等医学院校《中医诊断学》教材，结合笔者数十年的教学和临床经验编著而成。在编写过程中，笔者以传统中医理论为指导，坚持理论联系实际的原则，既保持了中医诊断学理论的特殊性、完整性、系统性，同时又增添和补充了一些临床实践中常用的诊断方法。对于有些中医诊断方法，笔者还编了歌诀或用图表方式列举，以求突出重点，兼顾整体，通俗易懂，概念清晰，加深读者对中医诊断学的基本原理、基本方法及基本技能的理解和记忆。

本书的编写，重点突出中医诊断中舌、脉、证三要素的内容，以更切合临床需要。本书还对历版中医诊断学中所列举的内容做了分类整理。其中，论舌篇重点介绍了舌诊的概念、临床意义、方法及内容等。说脉篇重点介绍了脉诊的概念、临床意义及方法，正常脉象及病理脉象等。谈证篇包括问证和辨证两部分内容，在问证篇中，重点介绍了与临床关系密切又实用的主诉、现病史，其余只做简单介绍。在辨证篇中，重点介绍了八纲辨证、病因辨证、气血津液辨证和脏腑辨证。临床实践中用得较少的闻诊的部分内容和六经辨证、卫气营血辨证、三焦辨证、经络辨证，以及望诊、问诊、切诊中的部分内容，一并载入附篇，使初学者在学习时既能做到主次分明、重点突出，又能做到全面系统。

本书是一本内容简练完整，格式清新新颖，重点鲜明突出，语言通俗易懂，实用性强的中医基础普及类书籍，适合中医爱好者使用，也可作为中医院校师生和在职中医临床医生的参考书。

因编者的水平有限，书中若有疏漏、错误之处，敬请广大读者批评指正，不胜感激。

编者

2013 年 4 月 20 日

目 录

绪　论

中医诊断学是在中医学理论指导下，研究诊察病情、判断病种、辨别证候的基本理论、基本知识和基本技能的一门科学。它是中医基础理论与临床各科之间的桥梁，是中医专业课程体系中的主干课程。

中医诊断学的研究内容，包括对病人进行检查，收集病人的基本资料，运用中医理论和思想对病情进行辨别、分析、综合，探讨病症的临床表现特点、病情变化规律及鉴别等，为临床预防、治疗疾病提供可靠依据。

在长期的医疗实践活动中，历代医家积累了丰富的临床经验，形成了中医学特有的、完整的诊断体系。中医诊断学独特的诊断方法在人体生命活动状态和病理本质的认识方面，从古到今一直发挥着重要的作用，并在实践中不断地丰富和发展，对国外医学也产生了一定的影响。

一、中医诊断学的主要内容

中医诊断学的内容包括四诊、辨证、辨病、病案书写四大部分。其中，四诊和辨证为重点，辨病的内容主要见于临床各科，病案书写则是临床的写实。病案书写要求把病人的详细病情、病史、治疗经过与结果等翔实地记录下来，作为临床研究的重要资料。

1. **四诊**　四诊是指对病人进行检查，收集与病人健康有关的资料的方法。四诊包括望诊、闻诊、问诊、切诊。其中望诊是指通过观察病人的神、色、形、态、身体局部及分泌物、排泄物的外观变化，来了解病情，测知脏腑病变。闻诊是指通过听觉、嗅觉，从病人的语言、呼吸等声音及由病人身体发出的气味来辨别内在的病变。问诊是指通过对病人或陪诊者的询问，获得病人平时的健康状况，以及发病原因、病情经过和病人的自觉症状等。切诊是指用手指切脉和触按病人身体的有关部位，以获取病人的脉象及其他有关体征。四诊各从不同的侧面了解病情，它们互相补充，不能彼此取代，任何夸大某一诊法或否认某一诊法的做法均不可取，只有四诊相互结合，才能全面、正确地诊断疾病。

2. 辨证　辨证是指在中医理论指导下，对四诊收集到的病情资料进行辨别、分析、综合以判断其证候类型的思维过程。辨证是中医诊断疾病过程的核心，它包括病因辨证、气血津液辨证、脏腑辨证、经络辨证、六经辨证、卫气营血辨证、三焦辨证和八纲辨证等，这些辨证方法从不同角度总结了各种疾病证候演变的规律，为临床治疗提供了可靠的依据。其中，脏腑辨证和气血津液辨证主要用于对内科杂病的辨证；六经辨证、卫气营血辨证、三焦辨证，是从疾病发展的不同阶段、层次等方面进行归纳和分析，主要用于说明急性外感性疾病的传变规律。总的来说，各种辨证都是以八纲为总的纲领。

3. 辨病　亦称识病，是指对疾病的病种做出诊断。疾病的病名是对该病全过程的特点与规律所做出的概括与抽象定义。对疾病做出病名诊断，是临床内、外、妇、儿等各科学习和研究的主要内容。

4. 病案书写　又称病历，是临床有关诊疗等情况的书面记录。病案是医疗、科研、教学的重要资料。病案书写是临床工作者必须掌握的基本技能，它要求将病人的详细病情、病史、诊断和治疗等情况，按一定的格式和要求，如实全面地记录下来。

二、中医诊断的基本原理

中医学认为人体是一个有机的整体，人体患病绝不是无缘无故的，必须用整体动态的观点来指导临床诊断，才能获得对疾病本质的认识。中医诊断一般应遵循以下三条原理。

1. 司外揣内　即观察分析病人的外部表现，就可以测知其体内的病理变化。这是因为病人的各种外部表现均属疾病的现象，体内脏腑气血失调的病机则概括了疾病的本质。所以，医生在诊断疾病时是通过观察分析病人表现于外的症状、体征，去推测、认识存在于病人体内而不能直接感觉到的病机。临床上，望面色、听声音、问二便、切脉象、触皮肤均属"司外"，而对上述临床表现进行分析、归纳，以审查病机、识别证候，便是"揣内"。

2. **见微知著** 即观察局部的微小变化可以测知整体的全身的病变。这是因为人体是一个不可分割的有机整体，其任何一部分都与其他部分密切相关，局部的微小变化可反映整体的生理、病理信息。例如，耳鸣、耳聋是耳局部症状和疾病，但由于肾开窍于耳，胆经入通于耳，此二症常可诊断为肾精亏虚证或肝胆风热证。临床实践证明，这一原理不仅用于对众多局部症状、体征的辨证，而且有效地指导着临床治疗。

3. **以常达变** 即以正常的状况为标准，就可发现太过或不及的异常变化。中医这一原理意味着以健康人体的表现或状态去衡量病人，就可以发现病人的异常之处及病变所在，从而为做出正确的诊断提供线索和依据。例如，医者用正常的呼吸、脉搏去衡量病人的呼吸、脉搏，一般呼吸一次的时间脉搏跳动 4 ~ 5 次为正常脉率，不到 4 次为寒证，超过 5 次为热证。又如，医者常用手掌触摸病人的头部及肌肤以了解发热的情况，也是基于此原理。

三、中医诊断的基本原则

中医诊断是在中医基础理论指导下，依据直观诊察和逻辑思维去辨识病证的过程。临床上疾病表现错综复杂、千变万化，为正确诊断疾病，应遵循以下几个原则。

1. **整体察病** 是指诊断疾病时，重视病人整体的病理联系，同时还要将病人与其所在环境结合起来综合判断病情。首先，把人体作为一个有机整体。在生理情况下，人体各部分以脏腑为中心，通过经络沟通内外，联络皮肤、脉络、筋骨。在病理情况下，局部病变可以影响全身，全身的病变也可反映于某一局部。其次，重视环境对人体病变的影响。人生活在自然环境中，时刻受气候及外界环境的影响，当外界环境发生急剧变化或人体不能适应外界环境时，经络脏腑功能就会失调，从而引发病症。例如，天气炎热，人体阳气发泄，腠理疏松，则汗出发散以维持体温正常。天气寒冷，人体阳气内藏，腠理致密，则散热减少，多余的水分通过小便排出。

2. **四诊合参** 是指医者临证时将望、闻、问、切四诊收集的病情资料综合判断，互参互证，以全面、准确地做出诊断。四诊是从不同角度来检查病情和收集临床资料的，它们各有其独特的诊断方法和意义，不能互相取代，必须四诊合参，才能为正确诊断提供可靠的依据。

3. **辨证求本** 是指在中医理论指导下，对四诊收集到的症状、体征、病史及其他临床资料，进行辨别、分析、综合判断、归纳，以探求疾病的本质及其规律。"本"者，根源、实质之意，求本不仅涉及病因，而且包括病邪、病位、病性及病势等与疾病现阶段本质相关的一切病理要素，即病机。辨证求本，就是在辨识各种疾病时，一定要抓住疾病的本质，突出重点、分清主次，准确地识别病机，进而确定其证候。辨证求本的过程，充分体现了中医诊断的特色和原则。

4. **辨证与辨病相结合** 中医诊断包括辨证和辨病，辨证是识别疾病过程中某一阶段的病理症结，抓住疾病的主要矛盾。辨病是探求病变过程总的发展规律，认识贯穿疾病始终的基本矛盾。中医诊断要求辨证与辨病相结合，是中医诊断学的主要特点之一。中医诊断历来既强调辨证，也不忽视辨病，二者应相互补充、有机统一。既可纵向辨别疾病全过程的病机变化规律及临床特点；又可横向辨别病人现阶段的证候类型，了解疾病变化的规律。

四、中医诊断学的学习方法

中医诊断学是一门理论性、实践性、科学性都很强的学科。它是用中医基础理论、基础知识和基本技能对疾病进行诊断的具体运用，既有理论知识，又有实际操作，还有辨证思维。因此，中医诊断学的学习必须遵循以下方法。

（1）要熟练掌握中医学的基本理论，只有对人体的正常生理状态了如指掌，才能知常达变，把握疾病状态下的种种病机和证候。

（2）要加强临床实践，重视能力培养。医学理论必须与临床实践相结合，因为诊断的方法与技巧，只有在临床实践中仔细揣摩、反复体会，才能逐渐掌握和不断提高。

（3）要学会中医常用的辨证思维方法。中医学扎根于临床，在临床辨证过程中，尤其是辨证阶段，需要运用司外揣内、见微知著、整体察病、四诊合参等原理和法则，而这些辨证思维方法是在长期的中医诊断实践中逐渐形成的，应该认真学习，并不断继承和发展。

第一章　论　舌

论舌，又称舌诊或望舌。舌诊是望诊的一个重要方面，是中医诊断方法的特色之一，是中医诊断学学习的重点。

第一节　舌诊的概念及临床意义

舌诊，是医生观察舌象以了解病情的诊察方法。舌象是指舌质和舌苔的外部征象。舌质主要由肌肉和丰富的血管神经组成，为脏腑气血所荣。舌苔是舌体上附着的一层苔状物，是胃气上蒸所生。

舌是口腔中的重要器官之一，主要功能是辨别滋味、调节声音、搅拌食物、协助吞咽等。舌与人体脏腑、气血、津液的关系十分密切。例如，舌为心之苗，舌为脾之外候，足厥阴肝经络舌本，足少阴肾经夹舌本，手太阴肺经上咽喉与舌根相连。因此，人体脏腑的虚实、气血的盛衰、津液的盈亏、邪正的消长、病情的顺逆都可以从舌象上反映出来，此乃舌诊的基本原理所在。

舌诊为临床辨证不可缺少的客观依据。通过望舌象，一可判断正气的盛衰，二可辨别病位的深浅，三可区分邪的性质，四可推断病势的进退，五可估计疾病的预后，六可指导临床立法及处方用药。因此，舌诊在临床诊断上十分重要。但是也应该看到，舌是人体的一个组成部分，舌象只是全身生理病理变化在局部的一个反映，临证时应联系病史、症状、体征等，四诊合参，全面分析，才能抓住疾病的本质，确切诊断。

第二节 正常舌象及其生理差异

一、正常舌象及脏腑在舌面上的分布

正常舌象是指健康人的舌质和舌苔所表现的征象。其特征为：舌质鲜红、鲜明、润泽，舌体大小适中、柔软灵活，舌苔均匀薄白、干湿适中，简称"淡红舌，薄白苔"。正常舌象提示人体脏腑功能正常，气血津液充盛，胃气旺盛。

脏腑在舌面上的分布如图1-1所示。一般而言，舌尖反映上焦心肺的病变，舌中反映中焦脾胃的病变，舌根反映下焦肾脏的病变，舌两边反映肝胆的病变。

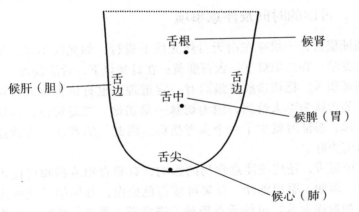

图1-1 脏腑在舌面上的分布

二、舌象的生理差异

1. 年龄因素 儿童阴阳稚嫩，脾胃虚弱，舌质多淡嫩，舌苔少；老年人精气渐衰，脏腑功能减退，舌色较暗红或带紫暗。

2. 体质因素 由于禀赋的差异，会出现先天性裂纹舌、齿痕舌、地图舌等。

3. 性别因素 女性经期可见舌质偏红，属生理特点。

4. 气候因素　夏季炎热潮湿，正常人舌苔略黄而厚腻；秋季干燥，舌苔多薄而干；冬季严寒，舌苔常湿润。

第三节　舌诊的方法、时间及注意事项

一、舌诊的方法

1. 选择合适的体位　望舌前先让病人采取坐位（病重者采取仰卧位）。望舌时应注意保证光线充足。伸舌时应自然伸舌，舌体充分暴露，舌面平展，舌尖略向下，不要过分用力，也不要伸舌时间过长。

2. 按顺序观察舌象　一般应先看舌苔，再看舌质；先看舌面，后看舌下。就整个舌面而言，先看舌尖，再看舌中，最后看舌根。

二、舌诊的时间及注意事项

临证望舌，一般应在白天自然光线下进行，如光线不足，易使舌质颜色变暗；在白炽灯下，舌苔变黄；在日光灯下，舌质偏青。

临证望舌，把切诊放在最后有一定道理，也有将舌诊放在切诊之后的，笔者认为不太恰当，因为切脉一是切诊、二是辨证，若切诊时还没舌诊，辨证时就少了一个参考指标。因此，笔者认为舌诊还是放在切诊前为好。

临证望舌，还应该注意食物的影响，有些食物或药物可使舌象发生变化。例如，服用乳汁、豆浆可使苔色染白，食用橘子或服用某些中药（如黄连素等）可使舌苔染黄，进食茶、橄榄、咖啡、杨梅等及抽烟可使舌苔染成灰褐色，进食辛热食物可使舌色偏红，而服用丹砂制成的丸、散可出现红苔等。总之，因外界因素导致的一时性虚假舌质或舌苔，不能反映病变的本质，应注意鉴别。

第四节　舌诊的内容

舌诊包括望舌质和望舌苔两部分。望舌质包括望舌神、舌形、舌态等方面的变化，以候脏腑之虚实、气血之盛衰。望舌苔包括望苔质和苔色两方面的改变，以测病邪的浅深、邪正的消长。

一、望舌质

舌质，即舌之本体，或称舌体。它由舌之肌肉、血脉、经络所组成，与体内脏腑、气血、津液关系极为密切，历代医家十分重视舌质的观察。《诊家直诀》说："凡察舌，须分舌苔、舌质。舌苔虽恶，舌质如常，胃气秽浊而已。"《形色外诊简摩》也说："舌苔无论何色，皆属易治，舌质既变，即当察其色之死活。"可见望舌质对诊察疾病、判断预后都有十分重要的意义。望舌质应从神、色、形、态诸方面进行。

舌诊的具体内容如下。

舌诊内容
- 舌体（舌质）
  - 舌神
    - 荣舌：即舌质红活，鲜明润泽，舌体运动灵敏自如，提示人体津液充足，气血充盛，精神健康，为有神之舌。
    - 枯舌：即舌质暗滞，运动失灵，缺乏血色生气，提示人体津液匮乏，气血大亏，精神衰败，为无神之舌。
  - 舌色
    - 主要：淡白舌、淡红舌、红舌、绛舌
    - 次要：紫舌、青舌
    - 歌诀：淡白淡红红绛，再加青紫勿忘
  - 舌形
    - 主要：齿印舌、裂纹（裂沟）舌、胖大舌
    - 次要：肿胀舌、老舌、嫩舌、瘦薄舌、点刺舌
    - 歌诀：老嫩肿胀胖瘦，点刺齿印裂沟
  - 舌态
    - 强硬舌、痿软舌、吐弄舌、颤动舌、歪斜舌、短缩舌
    - 歌诀：痿软强硬吐弄，歪斜短缩颤动
  - 舌下脉络
    - 实证：怒张分支结节，血流不畅，瘀血
    - 虚证：色淡短而细，定是气血虚
- 舌苔
  - 苔质
    - 厚薄舌、润燥舌、腐腻舌、剥落舌
    - 歌诀：腐腻厚薄，润燥剥落
  - 苔色
    - 主要：白苔、黄苔
    - 次要：灰黑苔
    - 歌诀：白苔黄苔灰黑苔，一定牢牢记心怀

舌色
├ 主要
│ ├ 淡白舌
│ │ ├ 舌象特征：舌体白多红少，白大于红
│ │ └ 临床意义：主气虚、血虚、气血双虚、阳虚
│ │
│ ├ 淡红舌
│ │ ├ 舌象特征：舌体红大于白，即红多白少
│ │ └ 临床意义：见于正常人，或外感病初起，病情较浅
│ │
│ ├ 红舌
│ │ ├ 舌象特征：舌体较浅红色更红，即鲜红血
│ │ └ 临床意义：（1）实热：全舌红有黄苔，为实热；两边红赤，多为肝胆热盛；舌上有出血点，多为外感病血热妄行，内伤病多为内脏出血；舌尖红、溃烂，多为心火上炎
│ │   （2）虚热：舌红少苔，多为外感热病或热病后期，内伤杂病多为阴虚火旺证
│ │
│ └ 绛舌
│   ├ 舌象特征：比红舌更红
│   └ 临床意义：主阴虚、血瘀，为外感热病，热入营血，或内伤杂病中的阴虚火旺，或热证夹血瘀
│
└ 次要
   ├ 紫舌
   │ ├ 舌象特征：全舌紫色或紫中带青
   │ └ 临床意义：主热极、寒盛或阳虚
   │
   └ 青舌
      ├ 舌象特征：全舌呈青色，如同水牛之舌
      └ 临床意义：（1）主阴寒证，伴有畏寒肢冷、全身剧痛者；
                    （2）主血瘀，伴有局部肿胀、青紫刺痛；
                    （3）拒按者，可见于某些先天性心脏病病人或食物中毒者

舌形
├─ 主要
│   ├─ 齿印舌
│   │   ├─ 舌象特征：舌体边缘见牙齿的痕迹
│   │   └─ 临床意义：伴淡白湿润者为寒湿壅盛，伴淡红者为脾虚气虚
│   ├─ 裂纹舌
│   │   ├─ 舌象特征：舌面出现各种形状的裂纹、裂沟，深浅不一
│   │   └─ 临床意义：阴血亏虚。伴无苔红绛者为阴虚内热，伴淡白色者为血虚不润。无明显症状者为生理性的。
│   └─ 胖大舌
│   ├─ 舌象特征：舌体较常人大而厚，而舌色偏淡
│   └─ 临床意义：主水湿、痰饮。伴舌淡白者为气虚或阳虚，伴舌淡红者为湿热痰饮
└─ 次要
    ├─ 肿胀舌
    │   ├─ 舌象特征：舌体肿大，甚则肿大不能回缩，妨碍饮食、呼吸
    │   └─ 临床意义：主热郁、中毒。伴红绛而疼痛者为心脾热盛，伴舌紫绛且有饮酒史者多为酒精中毒，伴舌体青紫晦暗者多为食物或药物中毒
    ├─ 苍老舌
    │   ├─ 舌象特征：舌体坚敛苍老，纹理粗糙，舌色较暗
    │   └─ 临床意义：多见于实证
    ├─ 胖嫩舌
    │   ├─ 舌象特征：舌体浮肿娇嫩，纹理细腻，舌色浅淡
    │   └─ 临床意义：多为气血虚、阳虚
    ├─ 瘦薄舌
    │   ├─ 舌象特征：舌体较正常人瘦小而薄
    │   └─ 临床意义：舌薄而色淡者为气血两虚，舌薄、色红绛而干燥者为阴虚火旺
    └─ 点刺舌
        ├─ 舌象特征：舌体上有高起如刺、摸之棘手的红色或黄色突起
        └─ 临床意义：为热毒炽盛。若舌面上有瘀斑，为外感热病，热入营血，内伤杂病中多为血瘀

痿软舌 {
舌象特征：舌体软弱，伸缩无力
临床意义：气血虚极，阴液亏耗
}

强硬舌 {
舌象特征：舌体板硬强直，运动不灵，语言謇涩
临床意义：（1）热入心包；（2）高热伤津；
（3）风痰阻络；（4）中风先兆
}

吐弄舌 {
舌象特征：舌伸口外、不能回缩者为吐舌；舌微露出口，旋即收回，或用舌反复舐口唇者为弄舌
临床意义：为心脾积热或小儿智力发育不良，或为动风先兆
}

舌态

颤动舌 {
舌象特征：伸舌时，舌体不自主地抖动、震颤，不能自止
临床意义：均为动风的表现。（1）血虚动风——舌淡而颤动；
（2）热极生风——舌绛紫而颤动；
（3）阴虚生风——舌红少苔而颤动；
（4）肝阳化风——舌红、干而颤动
}

歪斜舌 {
舌象特征：伸舌时舌体不由自主地歪向一侧
临床意义：（1）痰瘀阻络证；（2）阴虚动风证或肝阳化风证
}

短缩舌 {
舌象特征：舌体紧缩不能伸出口外，甚则不能抵齿
临床意义：多为危重证候。（1）寒凝筋脉；（2）气血虚衰；
（3）热极生风；（4）风痰阻络
}

二、望舌下络脉

舌下络脉是位于舌系带两侧纵行的大络脉。

特征：将舌尖向上卷起，舌底有两条较粗的青紫色脉络，正常的舌下脉络粗细适中，呈淡紫色，少有迂曲，无分支和瘀点。

临床意义：

1. 主血瘀 络脉怒张，有分支和结节，舌底有瘀点或瘀丝，多见于各种血瘀证的早期和郁证。

2. 主气血虚 络脉细而粗，舌色和舌下黏膜偏淡。

三、望舌苔

望舌苔包括观察苔质和苔色两方面的变化。

正常舌苔是散布在舌体上面的一层苔垢，它是由脾胃之气上熏，胃津上潮，凝聚于舌面而生。正常舌苔薄白均匀、干湿适中。异常舌苔则是由外邪入里，或饮食停滞，脾胃浊气上升所致。所以，观察舌

苔的变化可以推测病邪的性质、病位的浅深、邪正的盛衰。

1. 望苔质 苔质的变化包括舌苔的厚薄、润燥、腐腻、剥落、偏全、真假、有根无根等。苔质的特征及其临床意义如下。

苔质
- 厚薄苔
  - 舌象特征：舌苔厚薄，是以"见底"或"不见底"作为衡量标准的。透过舌苔能隐隐见到舌质者称为"见底舌"，属薄苔；透过舌苔看不到舌质者称为"不见底舌"，属厚苔
  - 临床意义：
    - 苔薄白：（1）表证；（2）病情较轻的里证；（3）可见于正常人
    - 苔厚：（1）邪盛入里；（2）内有痰饮、水湿；（3）主水湿、食积
- 润燥苔
  - 舌象特征：
    - （1）润苔，舌苔干湿适中；
    - （2）滑苔，舌面上水分过多，伸舌时欲滴，扪之湿滑；
    - （3）燥苔，舌苔干燥，扪之无津，甚则干裂；
    - （4）糙苔，舌苔毫无水分，苔质粗糙，多由燥苔发展而成
  - 临床意义：
    - （1）润苔，可见于正常人或病人，提示津液未伤；
    - （2）滑苔，主阳虚、津液内停，见于寒证、痰饮、水肿病人；
    - （3）燥苔，提示津液内伤、高热、大汗或吐泻，或服过温燥药；
    - （4）糙苔，多见于热盛津伤之重症病人
- 腐腻苔
  - 舌象特征：腐苔，指苔质颗粒粗大而质地疏松，如豆腐渣堆积在舌上，揩之可去。腻苔，指苔质颗粒较细腻、致密、揩之不去，刮之不脱，如罩了一层油腻状黏液
  - 临床意义：腐苔为阳热有余，多见于食积、痰浊，也见于内痈及湿热口糜。腻苔，多见于湿浊内蕴，阳气阻遏，主病为湿浊、痰饮、食积等
- 剥落苔
  - 舌象特征：
    - （1）舌苔部分脱落，脱落处光滑无苔者称为剥苔；
    - （2）舌苔不规则地大片脱落，界限清楚者称为地图舌；
    - （3）舌面苔剥处并不光滑，仍有薄苔者称为类剥苔；
    - （4）舌面光滑如镜者称为镜面舌
  - 临床意义：
    - （1）舌苔部分或大片剥落者均主阴虚；
    - （2）舌淡而见类剥舌者多为血虚或气血双虚，舌红而见类剥苔者多为阴虚；
    - （3）镜面舌者多为疾病严重阶段，提示胃津干涸或肾阴不足

2. 望苔色 苔色主要有白苔、黄苔、灰黑苔三类。临床上三种苔色单独或相兼出现。各类苔色的特征及临床意义如下。

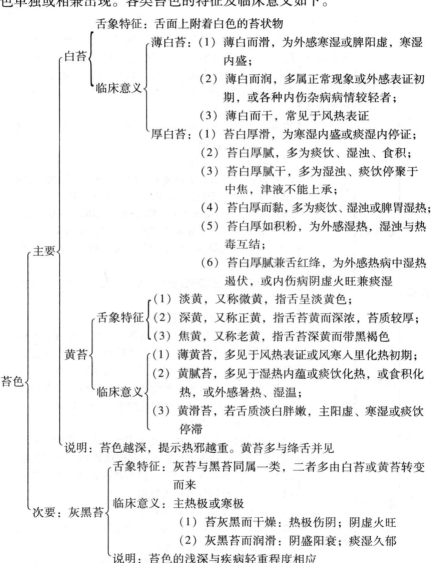

苔色
- 主要
  - 白苔
    - 舌象特征：舌面上附着白色的苔状物
    - 临床意义
      - 薄白苔：（1）薄白而滑，为外感寒湿或脾阳虚，寒湿内盛；
      - （2）薄白而润，多属正常现象或外感表证初期，或各种内伤杂病病情较轻者；
      - （3）薄白而干，常见于风热表证
      - 厚白苔：（1）苔白厚滑，为寒湿内盛或痰湿内停证；
      - （2）苔白厚腻，多为痰饮、湿浊、食积；
      - （3）苔白厚腻干，多为湿浊、痰饮停聚于中焦，津液不能上承；
      - （4）苔白厚而黏，多为痰饮、湿浊或脾胃湿热；
      - （5）苔白厚如积粉，为外感湿热，湿浊与热毒互结；
      - （6）苔白厚腻兼舌红绛，为外感热病中湿热遏伏，或内伤病阴虚火旺兼痰湿
  - 黄苔
    - 舌象特征
      - （1）淡黄，又称微黄，指舌呈淡黄色；
      - （2）深黄，又称正黄，指苔黄而深浓，苔质较厚；
      - （3）焦黄，又称老黄，指苔深黄而带黑褐色
    - 临床意义
      - （1）薄黄苔，多见于风热表证或风寒入里化热初期；
      - （2）黄腻苔，多见于湿热内蕴或痰饮化热，或食积化热，或外感暑热、湿温；
      - （3）黄滑苔，若舌质淡白胖嫩，主阳虚、寒湿或痰饮停滞
    - 说明：苔色越深，提示热邪越重。黄苔多与绛舌并见
- 次要：灰黑苔
  - 舌象特征：灰苔与黑苔同属一类，二者多由白苔或黄苔转变而来
  - 临床意义：主热极或寒极
    - （1）苔灰黑而干燥：热极伤阴；阴虚火旺
    - （2）灰黑苔而润滑：阴盛阳衰；痰湿久郁
  - 说明：苔色的浅深与疾病轻重程度相应

为方便记忆，笔者将临床验舌方法编歌一首，以帮助读者加强记忆。

　　舌苔均匀，大小适中；润泽柔和，运动敏灵；

　　不干不湿，薄细淡红；认真学习，牢记心中。

　　总之，舌诊包括望舌质、望舌苔两个方面。舌质是由舌体之肌肉、脉络所组成；舌苔是由胃气熏蒸而生。舌质表现舌的神、色、形、态的变化，舌苔反映苔质和苔色的改变。舌诊时须掌握正常舌象，以常衡变。

　　正常舌象应该是舌神荣润，舌色淡红，舌形柔软，舌态灵动，舌苔色白，苔质匀薄、润泽而有根，并无腐腻、剥落。临床上常常描写为"淡红舌，薄白苔"。

　　审察病理舌象，应注意以舌神为纲，推测疾病之吉凶；舌色变化最为常见，反映气血盛衰、病邪浅深；舌之形态的改变，常见于久病、重病之人。望舌苔之薄厚，可知邪正之消长；察舌苔之润燥，可测津液之存亡；审舌苔之腐腻，可明脾胃之湿浊；辨舌苔剥落及有根无根，可候胃气之盛衰。白苔主表、主寒；黄苔主里、主热；灰黑而干苔主里热炽盛；灰黑而润苔主里寒已极。

　　疾病的变化是一个复杂的病理过程，舌质和舌苔的变化虽然同是内在复杂病变在舌上的反映，但两者反映的病情各有所侧重，一般认为脏腑虚实、气血盛衰的变化及血病变化主要表现在舌质上；而病证的寒热浅深、邪正消长及气病变化多反映在舌苔上。临证察病，应四诊合参，全面分析，知常达变，抓住本质，以确切诊断。

第二章　说　脉

　　说脉，又称脉诊，包括切脉和按诊两个部分，是医生用手指对病人体表某些部位进行触、摸、按、压，从而获得病情资料的一种诊察方法。本章主要介绍切脉的方法、临床意义及注意事项。脉诊是中医诊法的特色之一，根据脉象的变化，可测知脏腑气血病证的所在及其演变情况，具有一定的临床价值。

第一节　脉诊概述

一、脉诊的概念及临床意义

　　脉诊，也称切诊，是指医生运用手指切按病人的动脉脉搏以探测脉象，借以了解病情、辨别病证的诊断方法，是中医诊断四诊中的重要组成部分。

　　脉象即脉动应指的形象或手指感觉脉搏跳动的形象。它的形成与心脏的搏动、脉道的通利、气血的盈亏直接相关。这是因为：一，心脏搏动是形成脉象的动力；二，气血运行是形成脉象的物质基础；三，五脏协同是脉象正常的前提。

　　切脉是中医临床不可缺少的诊断步骤。它之所以重要，是因为脉象能传递机体各部分的生理信息，是窥视体内变化的重要窗口，可为诊断疾病提供重要的依据。通过切脉，一可正确判断疾病的病位及性质，二可准确推测疾病的病因和病理，三可合理推断疾病的进退及预后。

二、脉诊的部位及方法

脉诊，从《黄帝内经》（以下简称《内经》）记载开始就有遍诊法（三部九候法）、张仲景的三部诊法、人迎寸口诊法及寸口诊法四种，而临床常用的只有寸口诊法一种。本章重点介绍寸口诊法，其诊脉部位如图2－1所示。

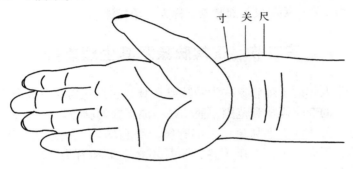

图2－1 寸口诊法切脉部位

寸口诊法是指单独切按腕后高骨（桡骨茎突内侧）处的桡动脉搏动形象，以推测人体生理病理状况的一种诊察方法。寸口脉可分为寸、关、尺三部，每部又分为浮、中、沉在候，共称为三部九候。其中桡骨茎突内侧为关、关前为寸、关后为尺。寸、关、尺分候脏腑首见于《内经》，后世医家多有发挥。目前寸、关、尺分候脏腑多以表2－1为准。

表2－1 寸、关、尺分候脏腑

三部	左手	右手	分候部位（双侧）
寸	心、小肠	肺、大肠	胸以上及头部
关	肝、胆	脾、胃	膈以下及脐上
尺	肾、膀胱	肾（命门）	脐以下到足部

切脉的时间以清晨未进食或无活动时最佳，病人取坐位或平卧位，手臂放于和心脏同一水平线上，直腕，手心向上即可。医者三指（食指、中指、无名指）并齐，先将中指按在病人的关脉处，然后再将食指、无名指分别放在关前的寸脉处和关后的尺脉处。三指呈弓形，用指端棱起

的"指月"处按脉。若为小儿诊脉，一般用拇指或食指一指定关位来诊脉，即一指统按寸、关、尺三部脉象。诊脉布指的疏密要和病人的身长相适应，身高臂长者布指宜疏，身矮臂短者布指宜密。诊脉时用轻重不同的指力探测脉象，甚为重要。《诊家枢要》说："持脉之要有三，曰举、按、寻。举即浮取，能诊察有无表证；按即沉取，能诊察有无里证；寻即中取，能诊察脾胃功能的变化。"三指同时切脉，称为"总按法"；单用一指切寸、关、尺各部脉象，称为"单指法"。

第二节　正常脉象及其生理差异

正常人体的生理脉象称为常脉或平脉，它是正常生理功能的反映，具有一定的变化规律和范围，而不是一成不变的脉象。

正常人体的生理脉象：三部有脉，缓和均匀，一息四到五至，不沉不浮，不大不小，不疾不徐，不长不短，柔和有力，应指中和。尺脉沉取不绝。为方便记忆，笔者编歌一首：一息四五至，不快也不迟，不浮也不沉，中取可得之，柔和有力量，节律也一致。

平脉有胃、神、根三个特点：一是脉有胃气，即脉象不浮不沉，不疾不徐，从容和缓，反映脾胃功能旺盛，便于判断疾病进退及预后；二是脉贵有神，即脉象柔和有力，节律一致，反映机体气血充盈，心神旺盛；三是脉贵有根，即尺脉有力，沉取不绝，反映机体肾气充足。

人体脉象和人体内外环境关系密切，不但受年龄、性别、形体、生活起居、精神情志的影响，而且随机体适应内外环境的自身调节，还可出现各种生理性变异。例如，四季平脉，正常人脉有春弦、夏钩（洪）、秋毛（浮）、冬石（沉）的生理变化特点。另外还有斜飞脉（寸口不见脉搏，从尺部斜向手指）、反关脉（脉象出现在寸口背侧）。

第三节　病理脉象

一、常见病脉

人体脉气在病理因素的影响下，表现出不同的脉象，称为病理脉象。目前有二十八种常见病脉，总不外乎位、形、数、势四方面和脉位、脉率、宽度、长度、力度、流利度、紧张度、不均匀八个要素的变化和相兼。

二、脉象鉴别

临床常见的二十八种病脉，有些很相似，容易混淆不清，应加以鉴别。脉歌：浮沉迟数滑涩虚实紧弦，动缓革牢濡弱洪伏细散。促脉结脉代脉芤微长短，与疾脉共组成二十八脉。

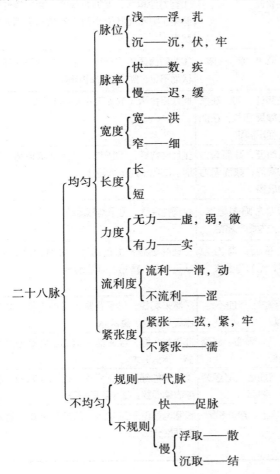

二十八脉的特征与主病见表2-2。

表2-2　二十八脉特征与主病

脉象	特征	主病	说明
浮	轻按即得，重按反减而不空	主表证、虚证	①有力为邪盛，无力为虚人外感。②生理性浮脉可见于形体消瘦而脉位相对表浅者。③夏秋季节阳气升浮，脉象也可微浮
芤	浮大中空，按之如葱管	主失血、伤阴	①为复合脉，浮＋大＋虚。②严重的内出血和外伤出血及严重的吐泻病人均可见此脉
沉	轻按不应，始按始得	主里证	①有力为里实，无力为里虚。②生理性沉脉见于肥胖而脉位相对深者或脉沉而无症状者
伏	重按推筋着骨始得，甚者伏而不见	主邪闭、厥证和痛极	①为病情深重的标志。②比沉脉更深甚至伏而不见，需推筋着骨始得
牢	轻、中取都不应指，沉取实大弦长、坚牢不移	主实证。实，在气分瘕聚疝气，在血分症积肿块	此为复合脉（沉＋实＋大＋弦＋长）
数	脉来急促，一息5～6至（每分钟90～140次）	主热证，数而有力为实热，数而无力为虚热	生理性数脉：①正常人在运动或情绪激动时。②见于儿童或婴儿
疾	一息7至以上（每分钟140次以上）	有力为阳竭阳亢，无力为阳气将绝	生理性疾脉：见于剧烈运动后及婴儿
迟	脉来缓慢，一息3～4至（每分钟不足60次）	主寒证，有力为寒，无力为虚寒	生理性迟脉：①运动员。②常锻炼之人。③正常在入睡后也可见迟脉
缓	脉来怠缓，一息4至（每分钟60～70次）	主脾虚、气血不足，主湿	①脉来和缓，见于正常人者即平脉。②若脉缓怠无力，属病脉
洪	脉形宽大，应指浮大而有力，来盛去弱	主气分热盛、邪盛正衰	此为复合脉，浮＋宽＋有力。夏令阳气充盛，脉稍洪大
细	脉来如线，应指明显	主气血虚、诸虚劳损、湿邪	①生理性细脉见于冬季，因气候寒凉，脉道收缩而致。②小脉即细脉
长	脉体较长，脉动应指范围超寸、关、尺三部	主实证、热证和阳证	长脉也可见于正常人，脉象和缓有力者为生理性长脉

续表

脉象	特征	主病	说明
短	首尾俱短，不能达于三部	有力为气滞，无力为气虚	短脉不可概作虚论
虚	三部脉举之无力、按之空虚	主一切虚证	气血及脏腑诸虚（迟而无力为阳虚，数而无力为阴虚，不数不迟为气血虚
弱	极软弱而沉细	主气虚、血虚、气血双虚	病后正虚见脉弱为顺，新病邪实见脉弱为逆
微	脉形细小，脉势软弱，按之令欲绝，若有若无	主气血大虚、阳气衰微	轻取之脉似有似无为阳衰，重按似有似无为阴气竭，久病脉微是元气将绝，新病脉微主阳虚暴脱
实	三部脉举按有力	主一切实证	实偏浮数为湿热证，实偏沉迟为实寒证，实而无疾为生理性实脉
滑	往来流利如盘走珠，应指圆滑	主痰证、食积和实热	生理性滑脉：①妇女妊娠期见滑脉为气血充盛调和。②正常人脉滑是营卫充实之象，也为平脉
动	脉形如豆，滑数而短，关脉尤显	主疼痛、惊恐	为复合脉，有滑、数、短的特征
涩	脉细而迟，往来难如轻刀刮竹，与滑脉相反	实证，主气滞血瘀、痰、积食内阻；虚证，主精血少	为复合脉，细＋迟＋脉律不齐＋不流利
弦	端直而长如按琴弦，脉势较强而硬	主肝胆病、痰饮、诸痛证、疟疾	特点：脉长、脉势强而硬、脉细
紧	脉势紧张有力，状如牵绳索，坚搏抗指	主寒证、痛证、宿食	此脉与弦脉相似但比弦脉粗（宽大），按之更强硬
革	浮云搏指，中空外坚如按鼓皮	主精血亏虚、宿食等	为复合脉，即浮＋有力＋大＋按之中空如鼓皮
濡	浮而细软，应指少力轻取即得，重按不显	主诸虚、湿困	为复合脉，浮＋细＋无力＋重按不显

续表

脉象	特征	主病	说明
代	脉来时止，止有定数，良久方来	无力为脏气衰微，有力主痹证、痛证、惊恐、跌打损伤诸病	①有定数的脉律不齐＋弦（有力）＋稍迟，为复合脉。②生理性代脉。见于体质异常者或妊娠期妇女。③歇止的时间较短
促	脉来数而时一止，止无定数	实证，主阳盛热结、气血痰饮、宿食停滞；虚证，主气血虚弱	①脉数＋止无定数。②有力为实证，无力为虚证。③歇止的时间较短
散	浮散无根，按之无，至数不齐	主元气离散，脏腑之气将绝，气血衰败，阴阳不敛	浮取大而散，切按无力，重按则无，节律不齐，此为复合脉
结	脉来缓而时一止，止无定数	有力主阴盛气短、寒痰血瘀、症瘕积聚，无力主气血虚衰	结而有力主实证，结而无力主虚证。歇止的时间短

三、相兼脉

凡是有两种或两种以上的单因素脉同时出现，复合构成的脉象称为"相兼脉"或"复合脉"。临床上单因素脉有浮、沉、迟、数、长、短脉等。在相兼脉中，二脉相兼者为二合脉（二兼脉）。现将临床常用的十个二合脉及其主病总结如下。

1. 浮紧脉——主外感风寒之表寒证或寒湿痹证

2. 浮数脉——主风热袭表证

3. 浮滑脉——主表证夹痰或兼风痰。临床常见于素有痰盛又感受外邪者

4. 沉弦脉——主肝郁气滞、寒滞肝脉或水饮内停等证

5. 沉涩脉——主里证的血瘀证，尤其是阳虚而寒凝血瘀证

6. 沉缓脉——主里证的脾虚而水饮内停证

7. 弦数脉——主肝热证，常见于肝郁化热证、肝胆湿热证

8. 滑数脉——主痰热证、痰火证、食积化热证或湿热证

9. 洪数脉——主气分热证，多见于外感热病的中期和温病的气分证

10. 细数脉——主肝肾阴虚证、血虚肝郁证或肝郁脾虚证

另外，三合脉浮数而虚为表虚证，沉迟而有力为里实寒证，其余类推，这些相兼脉的主病往往是各脉所主病的总和。

四、真脏脉

真脏脉是在疾病危重期出现的脉象，其特点是无胃、无神、无根，为病邪深重、元气衰竭、胃气已败的征象，又称"怪脉""败脉""绝脉"等。真脏脉大致分为三类：第一类为无胃脉，即无冲和之意，应指坚搏。常见的有偃刀脉、转豆脉、弹石脉。总是邪盛正衰，胃气不能相从，病情危重。第二类为无根之脉，即虚大无根或微弱不应指。常见的有釜沸脉、鱼翔脉、虾游脉。总是三阳热吸，阴液枯竭，或三阴寒极，亡阳于外，虚阳浮越。第三类为无神之脉，即脉律无序，脉形散乱。总是脾肾阳气衰败，提示神气涣散，生命即将告终。

五、脉证从舍

在疾病的病理变化过程中，常常遇到脉与证不相一致的情况，其中必有真假之分，所以临证时必须辨明脉证的真假以决定从与舍。或舍脉从证或舍证从脉，绝不能单把切脉作为诊断疾病的标准。

六、异位脉

异位脉不同于斜飞脉或反关脉，此脉的出现往往在于尺骨茎突内侧缘。这种脉象在教科书中尚未见提及，笔者在长期的临床工作中曾发现数例异位脉。临床工作者若在寸口诊脉处或斜飞脉、反关脉处诊不到病人的脉象，则可以用诊异位脉的方法去诊脉，进而诊断疾病。若在上述几个诊脉处仍诊不到脉象时，则可诊断为无脉证。

七、脉诊的步骤及需注意的问题

关于脉诊的步骤问题，以往各版中医诊断学教材中均未见提及，笔者在临床实践中观察到有两种情况：一种是将脉诊放在四诊最后，这也符合教材中望、闻、问、切的诊断次序。另一种是将脉诊放在望舌之前，把望舌放在最后。这两种究竟哪种好呢？笔者认为把切诊放在最后比较合适。因为笔者认为切诊分两步：第一步是切脉，把脉弄清楚；第二步才是辨证，辨证需要时间，一般都放在切脉后，因为如遇到特殊情况时，得有考虑的时间，如果把望舌放到最后，遇到特殊情况时，就会造成病人张着嘴巴等待医生辨证的情况。笔者在临床上曾遇到过这样一位医生，摸了脉看了舌之后，嘴里叼着烟，低着头，右手的中指还不停地在桌面上敲打着，至少一两分钟后才动手写处方，给人的感觉非常不好。若将诊脉放在最后，如脉与舌或舌质与舌苔不符时，就可将诊脉的时间延长，在这个过程中认真思考，做出诊断后再抬起手来写处方，这样给人的感觉会好很多。医生过分夸大诊脉的神奇，单凭诊脉就诊断疾病，开具处方；或病人过分相信诊脉的神奇，不让医生问诊，先让医生诊脉，医生诊脉后若把症状说对就高高兴兴地接受治疗，若把症状说的不太符合自己的症状，就马上拂袖而去，这两种做法都是临床诊断疾病时最忌讳的。四诊合参，相信科学，才是诊断疾病、治疗疾病的根本。

第三章 谈 证

谈证包括问证和辨证，问证和辨证是中医诊断的重要组成部分。本章问证主要涵盖问诊内容中与临床诊断关系最为密切的主诉和现病史，而问诊中的问一般情况、问既往史、问个人生活史等内容则放入附篇中介绍。本章辨证主要涵盖与临床诊断最为密切且最常用的病因辨证、气血辨证、津液辨证、脏腑辨证、八纲辨证，而其他辨证如卫气营血辨证、三焦辨证、经络辨证、六经辨证等内容则放入附篇中介绍。

第一节 问 证

一、问诊的意义及方法

（一）问诊的意义
问诊是医生询问病人或其家属，以了解疾病的发生、发展过程，现在症状及其他与疾病有关情况的一种方法，是医生诊断和治疗疾病的重要依据，在四诊中占有重要位置。

（二）问诊的方法
问诊是医生了解病情、获取临床资料的过程。医生必须熟练掌握问诊方法，具备坚实的理论基础和丰富的临床经验，同时还应注意以下事项。

（1）态度和蔼，严肃认真。

（2）语言亲切，通俗易懂。

（3）围绕主诉，全面询问。

（4）适当提示，避免诱导。

（5）危重病人，抢救为先。

二、问诊的内容

问诊的主要内容包括一般情况、主诉、现病史、既往史、个人生活史及家族史等。本节将重点介绍主诉和现病史，其他内容只做简单介绍。主诉是病人就诊时陈述的最主要的症状或体征及其持续的时间，它往往是疾病的主要矛盾所在。通过主诉常常可初步估计疾病的范畴和类别、轻重与缓急。医生倾听病人主诉时，一要把主诉抓准，二要将主诉所述的症状或体征的部位、性质、程度、时间等高度概括，不得笼统、含糊。现病史是指主诉所述的疾病，从起病到就诊时发生发展和变化的过程，以及对疾病的诊治经过。询问发病情况可辨别病因、病位和病性，询问发病经过可以了解疾病邪正斗争的情况及病情发展趋势，可作为当前诊断与治疗的参考。

（一）主诉与现病史

主诉与现病史见表 3 - 1。

表 3 - 1　主诉与现病史

主要内容	询问范围	临床意义	要点提示
主诉	病人就诊时最感痛苦的症状或体征及其持续时间	主诉往往是疾病的主要矛盾所在，根据主诉常可初步估计疾病的范畴和类别、病势的轻重缓急	①主诉是病人最痛苦的症状，在就诊时往往是最先向医生叙述的内容，医生应注意倾听。②当初步确认了病人的主诉症状或体征后，进一步了解其病变部位、性质、程度、时间、治疗经过等有关内容，不得笼统、含糊
现病史	发病情况	辨别病因、病位、病性的重要依据	围绕主诉，询问从起病到此次就诊时疾病的发生、发展和变化，以及治疗经过
	病变过程	了解疾病邪正斗争情况及病情发展趋势等	
	诊治经过	可作为当前诊断与治疗的参考	

（二）问既往史

既往史又称过去病史，是指除主诉所述疾病外的患病或健康情况。

由于过去的健康和患病情况可能与现在所患疾病有一定的关系，故既往史也是辨证分析的部分依据。既往史一般应该包括以下内容。

（1）过去一般健康情况，如强壮或体弱多病等。

（2）传染病史和预防接种史，如是否患过麻疹、疟疾、痢疾等，何时在何地接受过预防接种，有无对药物或其他物品的过敏史等。

（3）其他疾病史，如过去患过何种其他疾病，是否复发过，现在是否痊愈，现在还有何种病情表现，对现患疾病有无影响等。

（三）问现在症

问现在症是指对病人就诊时所感觉到的痛苦和不适，以及其他对诊病、辨证有意义的全身情况进行仔细询问。中医诊断疾病历来对问现在症极为重视。但问现在症的内容涉及范围较广。明代医家张景岳在总结前人经验的基础上编写了《十问篇》，清代医家陈修园又将其略做修改，成为《十问歌》。笔者在临床实践中于前人《十问歌》的基础上略做修改，编成"一问寒热二问汗，三问头身四问便，五问饮食六胸腹，七问男士八睡眠，九问妇女十小儿，主要内容全问完"。

十问内容言简意赅，目前仍有指导意义，但在实践应用时也要根据病人的不同情况，灵活而有主次地进行询问，不能千篇一律地机械询问。

1. 问寒热 是询问病人有无怕冷、发热的感觉。寒与热是临床常见症状之一，是辨别病邪性质、人体阴阳盛衰及病属外感或内伤的重要依据。

寒即怕冷，是病人的主观感觉，按临床特点有恶风、畏寒、恶寒、寒战之别。热即发热，除体温高于正常外，还包括体温正常，但病人自觉全身或某局部发热，以及五心烦热、骨蒸潮热等。

临床常见的寒热症状有恶寒发热、但寒不热、但热不寒、寒热往来四种类型。

（1）恶寒发热：是指病人恶寒与发热同时并见，多见于外感病初期，是诊断表证的重要依据。由于感受外邪的性质不同，寒热症状的轻重可分为三种类型。

1）恶寒重、发热轻，兼无汗身痛等，为表寒证，由外感寒邪所致。

2）发热重、恶寒轻，兼有口渴、面红等，为表热证，由外感热邪所致。

3）发热轻兼恶风自汗，脉浮缓，为风袭表虚证，由外感风邪所致。

（2）但寒不热：是指病人只感怕冷而不觉发热的症状，属阴盛或阳虚的里寒证。根据发病急缓、病程长短，可分为两种情况。

1）新病恶寒：症见突然怕冷，四肢不温，脘腹冷痛或咳喘痰鸣等，多为里实寒证。

2）久病畏寒：症见畏寒肢冷，得温则缓，舌淡脉沉，多属里虚寒证。

（3）但热不寒：是指病人只感发热不觉寒冷或反恶热等症状，多属阳盛或阴虚所致的里热证。根据发热的轻重、时间、特点等不同，可分为壮热、潮热、微热三种类型。

1）壮热：是指病人高热不退，不恶寒、恶热，多为外邪入里，邪正相搏，阳热内盛，蒸达于外所致。

2）潮热：是指病人发热有一定规律性，如潮汐之有定时。常见的有三种类型。①阳明潮热：特点是日晡热甚（下午3~5时），多见于阳明腑实证。②湿温潮热：特点是身热不扬，午后明显，脘痞身重，舌红苔腻等，多属湿邪困阻，热难透达，湿遏热伏所致。③阴虚潮热：特点是午后或午前低热，五心烦热，骨蒸潮热伴有颧红、盗汗等，多属阴虚火旺所致。

3）微热：是指病人轻度发热，热势不高，体温一般在37~38℃。按病机可分为阴虚发热、气虚发热、小儿夏季热等。临床常见于久病阴虚或气阴两虚证，也可见于妇女更年期。

（4）寒热往来：是指恶寒与发热交替发作，是邪正相争、互为进退的表现。

1）寒热往来无定时：即时冷时热，寒热交替无时间规律。主半表半里证。

2）寒热往来有定时：即寒战与高热交替，且发作有定时。常见于疟疾。

2. 问汗 汗液是阳气蒸化津液从腠理达于体表而成。正常汗出有调和营卫、滋润肌肤等作用。不论是外感还是内伤，只要出现人体阴阳的盛衰或卫气开合失职，均可引起汗出异常。临床上，汗出有生理之汗和病理之汗之分。问诊时应注意了解病人有汗、无汗，汗出时间、多少、部位及主要兼症等。

（1）表证辨汗：

1）表证有汗：多属中风表虚或外感风热证，即风袭表虚证。

2）表证无汗：多属外感风寒所致的太阳伤寒证，即风寒表证。

（2）里证辨汗：

1）自汗：指经常汗出不止，活动时更甚。多见于气虚证或阳虚证，兼见畏寒乏力等。

2）盗汗：指入睡后汗出，醒后即止。多见于阴虚内热证或气阴两虚证，兼见五心烦热、颧红潮热等。

3）大汗：指汗出甚多，津液大泄。一是表现为身大汗、汗大出、口大渴、脉洪大的实热证；二是表现为大汗淋漓、面色苍白、脉微欲绝的亡阳证。

4）战汗：指全身恶寒、战栗，而后汗出，为外感热病中邪正斗争激烈、病情变化的转折点。若汗出热退，脉静身凉，为邪去正复之佳兆。若汗出热不减，仍烦躁不安，脉来疾急，为邪盛正衰之危候。

5）黄汗：指全身汗出色黄如黄柏汁，汗出沾衣。多为湿热交蒸，郁遏营卫所致。

（3）局部辨汗：身体的某一局部汗出异常，是体内病变的反映，其病证有虚实寒热之别。

1）头汗：病人头部或头颈部出汗较多。多因上焦热盛，迫津外泄，或中焦湿热蕴结，逼津上越，或素体阳盛，阳热炎上所致。

2）半身汗出：病人仅身体半侧汗出，或左或右，或上半身或下半身。多为患侧（无汗一侧）经络闭阻，气血运行不畅所致，见于中风、痿病、截瘫等病人。

3）手足心汗：手足心微汗出者多属生理现象。若汗出过多，则为阴虚阳亢或中焦湿热郁蒸等引起。

4）心胸汗多：多属虚证，可见于心脾两虚证或心肾不交证。

3. 问疼痛 疼痛是临床上常见的一种自觉症状。人体任何部位都可发生疼痛。疼痛的病因病机甚多，大致可概括为虚、实两类。因实致痛的如感受外邪、气滞血瘀、痰浊凝滞、食滞虫积等，阻闭经络，使气血运行不畅而痛者，属于"不通则痛"；因虚致痛的如气血不足、阴精亏损，使脏腑经络失养而痛者，属于"不荣则痛"。

（1）问疼痛的性质：询问疼痛的性质特点，可辨疼痛的病因和病机。

1）胀痛：指疼痛伴有胀满的感觉。属气滞作痛的特点。

2）刺痛：指疼痛如针刺之状。属瘀血疼痛的特点。

3）走窜痛：指疼痛部位游走不定或走窜攻痛。多见于风湿痹证或气滞证。

4）固定痛：指疼痛固定不移。多见于寒湿痹证或血瘀证。

5）冷痛：指疼痛有冷感，喜暖。常见于腰脊、脘腹等处，属实寒证或阳虚证。

6）灼痛：指疼痛有灼热感而喜凉。常见于咽喉、脘腹、关节等处，属热证或阴虚火旺证。

7）绞痛：指疼痛剧烈如刀绞。多因有形实邪闭阻或寒凝气滞。

8）隐痛：指疼痛轻微，但绵绵不休。多属虚证。常见于头部、脘腹、腰背等处。

9）掣痛：指疼痛兼有牵掣感，由一处连及他处。多因筋脉失养或邪气阻滞所致。

10）重疼、酸痛：指疼痛兼有沉重的感觉。常见于头部、四肢等处，多由湿阻气机所致。

11）空痛：指疼痛而有空虚的感觉。多因气血精髓空虚，组织器官失养所致。

（2）问疼痛的部位：通过问疼痛的部位，可以测知病变所在的脏腑经络。

1）头痛：指整个头部某一部分的疼痛。根据头痛部位及经络循行部位可确定头痛属于何经。例如，前额连眉棱骨痛者属阳明经病；头颠或一侧头痛者属于少阳经病等。

2）胸痛：指胸部正中或偏于一侧局部疼痛。多属于心肺病变。例如，胸部憋闷，痛引肩臂为胸痹；胸背彻痛剧烈，面色青灰，手足清冷为真心病。

3）胁痛：指胁的一侧或两侧疼痛。多属肝胆及其经络病变。例如，胁部胀痛，易怒太息为肝郁气滞；胁肋灼痛，面红耳赤为肝胆火盛。

4）脘痛：指上腹部剑突下疼痛。寒热、食积、气滞等原因，均可引起胃失和降致胃脘疼痛。一般进食后疼痛加剧者多属实证，进食后疼痛缓解者多属虚证。

5）腹痛：指胃脘以下耻骨毛际以上部位发生疼痛。腹部可分为大腹、小腹、少腹三部分。一般大腹疼痛喜温喜按，食少便溏者属脾胃虚寒；小腹胀满隐痛，小便频急涩痛者多属膀胱湿热；少腹冷痛拘急可因寒凝肝脉所致。

6）背痛：背痛连及颈部，多因风寒客于太阳经。脊背痛不可仰视者多因督脉损伤所致。肩背作痛者多为风寒湿邪阻滞，经气不利所致。

7）腰疼：多为肾病。腰部经常酸软而痛，多为肾虚所致。腰背疼痛连下肢，多为经络阻滞所致。腰部突然疼痛，向少腹放射，尿血，多为结石阻滞所致。腰疼如针刺，痛处固定不移、拒按，多为瘀血所致。

8）四肢痛：多为风寒湿邪侵袭。如四肢疼痛乏力，多为脾胃虚损。

9）周身疼痛：多属风寒表证或风湿表证。也见于久病卧床者，多因气血亏损，筋脉失养所致。

4. 问头身、胸腹 主要问头晕、胸闷、心悸、腹胀、麻木、乏力等症状。

（1）头晕：是指病人自觉头脑眩晕，重者自感景物旋转，站立不稳。头晕原因甚多。头晕而胀，烦躁易怒，舌红，脉弦数，多为肝火上炎。头晕胀痛，耳鸣，腰脊酸软，舌红，脉弦细，多为肝阳上亢。头晕面白，神疲体倦，舌淡，脉细，多为气血亏虚。头晕且重，如物缠裹，胸闷呕恶，多为痰湿内阻。

（2）胸闷：是指胸部有痞塞满闷之感。胸闷胁胀，善太息，多为肝气郁结。胸闷，心痛如刺，面唇青紫，多属心血瘀阻。胸闷，咳嗽痰多，多属痰湿阻肺。

（3）心悸：是指病人自觉心慌心跳，悸动不安，不能自立的一种症状。因惊而悸，多因外受异常刺激引起。虽然心悸时发时止，但是全身情况良好。无外诱因，心跳剧烈，自觉上至心胸、下至脐腹悸动不安，称为怔忡，多因情志过激，劳累过度而发，持续时间较长，全身情况较差。

（4）胁胀：多为肝胆病变。若伴易怒、心烦，多为肝气郁结；伴口苦、尿黄、舌红、苔黄腻，多为肝胆湿热。

（5）脘痞：多为脾胃病变。若腹胀、呕恶痰涎，多为痰湿阻胃；伴食少、神疲、乏力、便溏，多属脾胃气虚。

（6）腹胀：多为脾胃病变。腹胀而喜按者属虚，为脾胃气虚所致；腹胀而拒按者属实，多为食积胃肠或实热内结。

（7）身重：指病人感觉身体沉重酸困。多与湿侵或肺、脾、肾病变有关。水湿之邪阻遏阳气，见身重、浮肿、体胖、舌苔滑腻等。脾胃气虚，清阳不布，见肢体困倦沉重，伴气短、神疲、脉弱等。

（8）麻木：指病人肌肤感觉减退或消失的症状。多见于头面、四肢等部位。多因气血亏虚、肝风内动或痰湿瘀阻经络所致。

（9）乏力：指病人自觉肢体倦怠，运动无力。多以气血亏虚或阳气虚衰为主要病机。也见于湿证，多属脾胃、肺、肝等脏腑的虚证。

5. 问二便 大小便的排泄是人体新陈代谢的必然现象。大便的排泄与大肠的传导、脾胃的运化、肝的疏泄、命门的温煦、肺气的肃降等有密切关系。小便的排泄与肾和膀胱的气化、脾的运化传输、肺的肃降、肝的疏泄、小肠的分清泌浊、三焦的决渎等密不可分。故询问二便，不仅可以了解水谷在体内的新陈代谢状况，而且还是判断疾病寒热、虚实和脏腑功能病变的重要依据。

有关二便的颜色、气味等内容放在附篇的望诊和闻诊中论述，此处重点介绍二便的性状、便次、便量及排便感等内容。

（1）问大便：健康人一般每日大便1次，大便成形不燥，干湿适中，排泄通畅，多呈黄色，便内无脓血、黏液及未消化的食物等。便次、便质及排便感的异常主要有以下情况。

1）便次异常：①便秘：指排便困难，排便间隔时间延长，甚至多日不排便。多为热结肠道，津液亏少，阴血不足，或气机阻滞使肠道燥化太过，肠失滋润，传导不行所致。亦见于阳虚寒凝，肠道气机滞塞者。②泄泻：指便次增多且便质稀薄，甚则如水样。多因感受外邪、内伤饮食、情志失调、阳气虚弱等，致脾失健运，小肠分清泌浊失职，大肠传导失常引起。亦见于大肠湿热或命门火衰者。

2）便质异常：①完谷不化：指大便时中经常有许多未消化的食物。多为脾胃阳虚所致。②溏结不调：指大便时干时稀，或先结后溏。前者多因肝脾不调；后者多属脾胃气虚。③脓血便：指大便中夹有脓血、黏液。多见于痢疾。③便血：指血液从肛门中排出或便中带血。多为胃肠脉络受损。

3）排便感异常：①肛门灼热：指排便时感觉肛门灼热不适。多因大肠湿热下注，常见于热泻痢疾等。②里急后重：指腹痛窘迫，时时欲便，肛门重坠，便出不爽。多因湿热内阻，肠道气滞所致，为痢疾的主症之一。③排便不爽：指排便不通畅，有滞涩难尽感。多因肝气乘脾或伤食积滞，或湿热蕴结不解所致。④滑泄不禁：指大便失控，滑出不禁，甚则便出而不知。多见于脾肾虚衰或久病体弱、神志昏迷者。⑤肛门气坠：指肛门有下坠感，甚或脱肛。多为脾虚中气下陷或久泻久痢所致。

（2）问小便：小便为津液所化，了解小便可诊察体内津液的盈亏和有关脏腑的气化功能状况。一般而言，健康成人白天排尿 3 ~ 5 次，夜间 0 ~ 2 次，一昼夜总尿量为 1 000 ~ 2 000 毫升。尿次和尿量受饮水量、气温、汗出、年龄等多种因素的影响。

1）尿量异常：①尿量增多：指排尿量或尿次明显多于正常。多见于虚寒证或消渴病。②尿量减少：指排尿量或尿次明显少于正常。常见于各种热病和水肿病。

2）尿次异常：①小便频数：指排尿次数明显增多。常见于膀胱湿热或肾阳不足者。②癃闭：指尿量减少而排尿困难，甚至小便不通的症状。其实证多由湿热、瘀血、结石等所致；虚证多因气虚或阳虚，致膀胱气化不利，开合失司。

3）排尿感异常：①小便涩痛：指小便排出不畅且疼痛或伴急迫、灼热等感觉，多见于湿热下注的淋病。②余沥不尽：指小便后点滴不尽。常因老年肾气虚弱致肾关不固。③小便失禁：指小便不能控制而自遗。多因肾气不足，下元不固。常见于神志昏迷者，属危重证候。④遗尿：指睡梦中不自主地排尿。多属肾气不固的虚证。

6. 问饮食、口味 是指询问病理情况下的口渴、饮水、进食、口味等情况。问饮食的多少，可知津液盛衰与脾胃强弱；问口味的好恶，可了解脏腑的虚实。

（1）问口渴与饮水：口渴指口干而欲饮水，饮水指实际饮水的多少。口渴与否是体内津液的盛衰和输布情况的反映。

1）口不渴：指不觉口干而不欲饮水。提示津液未伤，多见于寒证、湿证。

2）口渴多饮：指口渴而饮水较多。提示津液损伤，多见于燥证、热证。兼发热恶风者，多见于外感湿热病初期；兼壮热、面赤者，多属里热炽盛，津液大伤；伴小便量多、多食易饥、体弱者，为消渴病。

3）渴不多饮：指口虽渴但饮水不多。可见于阴虚、湿热、痰饮内停、瘀血内停、热入营分等证候。伴口渴咽干、颧红盗汗者，多属阴虚证；兼身热不扬、头身困重、舌苔黄腻者，属湿热证。先渴饮而后作呕或饮后即吐者，属水饮停胃的"水逆证"。口干但欲漱水而不欲咽，舌紫暗或有瘀斑者，多属瘀血内停证。

（2）问食欲与食量：食欲是指进食的要求和对进食的欣快感觉，食量是指实际的进食量。问饮食与食量可判断脾胃功能的强弱及疾病的预后和转归。

1）食欲减退：包括不欲食、纳少、纳呆。纳少指实际进食量减少，纳呆指无饥饿感和进食要求。食欲减退是疾病过程中常见的症状之一。若新病暴病食欲减退，一般为正气抗邪的保护性反应，故病情较轻，预后良好；久病食欲减退，兼有腹胀、便溏、神疲倦怠、面色萎黄、舌淡脉虚者，多属脾胃虚弱。若食少纳呆，伴头身困重、脘痞腹胀、舌苔厚腻，多由湿邪困脾所致，临床上湿邪又有痰湿、寒湿、湿热之分。

2）厌食：是指厌恶食物或恶闻食气。若兼嗳气酸腐、脘腹胀满作痛，为食积胃脘。若厌油腻厚味，伴有胸胁胀痛炽热、口苦、尿黄、身目发黄，为肝胆湿热。若孕妇有厌食反应，属正常生理现象；重者则属病态，称为妊娠恶阻。

3）消谷善饥：指食欲过于旺盛，食量大增，食后不久即感饥饿。

多因胃火炽盛，腐熟太过所致。其中，兼有多饮多尿者为消渴，兼大便溏泻者为胃强脾弱，兼颈前肿物、心悸多汗者为瘿病。

4）饥不欲食：指虽有饥饿感，但不想饮食或进食很少。多因胃阴不足，虚火内扰所致。

5）偏嗜食物：指对某一类型的食物过分偏爱和进食。有嗜食生米、泥土、炉渣等，多见于小儿或成年人，常因虫积所致。妇女妊娠期间偏食酸辣等食物，一般不属于病变。

（3）问口味：口味指口中有无异常的味觉。口味异常，常是脾胃功能失常或其他相关脏腑病变的反映。

口淡乏味，常是脾胃气虚的表现。口舌干或有黏腻感，多属脾胃湿热。口中泛酸，多为肝胃不和、脾胃消化不良。口苦，多见于肝胆火旺或湿热内蕴。口咸，多为肾虚及寒水上泛。口涩，多为燥热伤津，或脏腑阳热偏盛，气火上逆。口黏腻，多见于湿浊停滞、痰饮、食积等。

此外，病人尚有口麻、口腔疼痛者，虽不属于口味的异常，但也有一定的临床意义。口舌麻木而感觉减退，应注意肝阳化风的可能，亦有因使用某些药物过量所致者。口腔疼痛多因脾胃蕴热、心火上炎或阴虚火旺所致。

7. 问男士 男科疾病为临床常见病，它不仅是男科系统的疾病，而且与全身脏腑功能密不可分，问男士疾病可了解全身脏腑的病理变化。男科疾病以阳痿、遗精、早泄多见。

（1）阳痿：阳痿是指青壮年男士阴茎痿软不举或举而不坚。临床上常见的有五种情况：命门火衰、心脾两虚、恐惧伤肾、湿热下注、肝郁不舒。

1）命门火衰：临床表现为阳事不举、头晕目眩、精神萎靡、面色晄白、腰脊酸软、舌淡苔白、脉沉细。

2）心脾两虚：临床表现为阳事不举、心悸乏力、面色无华、夜寝不安、精神不振、舌淡苔薄白、脉细。

3）恐惧伤肾：临床表现为阳事不举、举而不坚、胆怯多疑、心悸失眠、精神苦闷、舌苔薄白、脉弦细。

4）湿热下注：临床表现为阳事不举、阴囊潮湿、下肢酸困、小便短赤、舌苔黄腻、脉濡滑而数。

5）肝郁不舒：临床表现为阳事不举、烦躁易怒、胸胁胀闷、精神抑郁、食少便溏、舌淡苔薄白、脉弦。

（2）遗精：是指不因性生活而精液自行遗泄。临床上常见的有四种情况：相火妄动，心肾不交；肾虚精脱，精关不固；劳伤心脾，气不摄精；湿热下注，扰动精室。

1）相火妄动，心肾不交：临床表现为少寐多梦、梦中遗精，伴心烦、头晕、目眩、精神不振、体倦乏力、心悸怔忡、口干、小便赤短、舌红、脉弦数。

2）肾虚精脱，精关不固：临床表现为梦遗频作，甚至滑精，腰膝酸软。肾阴虚者伴口干、咽干、眩晕、耳鸣、舌红少苔、脉细数；肾阳虚者伴形寒肢冷、面色㿠白、脉沉细、苔白滑。

3）劳伤心脾，气不摄精：临床表现为劳则遗精、失眠健忘、心悸怔忡、四肢困倦、食少便溏、舌淡苔薄、脉细弱。

4）湿热下注，扰动精室：临床表现为遗精频作、小便热赤混浊、口渴或苦、心烦少寐、舌苔黄腻、脉濡数。

（3）早泄：是指在性生活过程中，精液过早泄出，以致不能进行正常的性生活。临床多见于阴虚火旺和阴阳两虚两种情况。

1）阴虚火旺：临床表现为临房早泄、梦遗精滑、头晕目眩、心悸耳鸣、口燥咽干、舌红、脉细数。

2）阴阳两虚：临床表现为临房早泄、梦遗滑精、畏寒肢冷、面色㿠白、心悸气短、五心烦热、潮热盗汗、舌淡、脉细。

8. 问睡眠 人体为了适应自然界的变化，维持体内阴阳的协调平衡，睡眠具有一定的规律。睡眠的情况与人体卫气的循行、阴阳的盛衰、气血的盈亏及心肾的功能密切相关。问睡眠主要是询问睡眠时间的长短、入睡的难易、是否易睡、有无多梦等情况。通过问睡眠，可了解机体阴阳气血的盛衰、心肾等脏腑功能的强弱。睡眠失常可分为失眠和嗜睡两类。

（1）问失眠：失眠是指不易入睡或睡而易醒，不能再睡，或时时惊醒而睡不安稳，甚至彻夜不眠等证候。临床多有虚实之分，虚者是由于心阴不足或心脾两虚，或心肾不交所致；实者是由于痰热扰心或胆郁痰扰所致。

（2）问嗜睡：嗜睡是指无论白天或晚上，睡意都很浓，经常不自主地入睡。临床上有虚实之分。虚者多由中气不足或心肾阳虚，或大病之后正气未复所致；实者多由痰湿内盛，清阳不升，或痰瘀蒙蔽心包，或热性病邪入心包所致。

9. 问经带 月经、带下、妊娠及产育虽属妇女的正常生理活动，但这四方面的异常，不仅是妇科常见疾病，也是全身病理变化的反映。因此，妇女问诊，应注意询问妇女的月经、带下、妊娠、产育等方面的情况。

（1）问月经：月经是指健康而发育成熟的女子胞宫周期性出血的生理现象。一般每月 1 次。行经天数为 3～5 天，经量中等（一般50～100毫升），经色正红，经质不稀不稠，不夹血块。健康女子一般 14 岁左右月经开始来潮，称为初潮；到 49 岁左右月经停止，称为绝经。

问月经应注意了解月经的周期，行经的天数，月经的量、色、质，以及有无痛经等。询问月经的情况，可诊察肝、脾、肾、冲任二脉的功能情况及气血的盛衰运行等。

1）经期异常：①月经先期：指月经周期提前 7 天以上，并连续提前两个月经周期以上。多由气虚失摄或血热妄行所致。②月经后期：指月经周期延后 7 天以上，并连续延后两个月经周期以上。多由营血亏虚或气滞寒凝所致。③月经先后无定期：指经期不定，月经或提前或延后 7 天以上，并连续提前或延后两个月经周期以上。多由肝气郁滞或脾肾虚损所致。

2）经量异常：①月经过多：指月经周期基本正常，但经量较常量明显增多。其虚证多因脾肾气虚，冲任不固所致；实证多因热伤冲任，迫血妄行，或瘀阻胞络，血不归经所致。②月经过少：指月经周期基本正常，但经量较常量明显减少，甚至点滴即净。其虚证多因精血亏少或气血两虚所致；实证多因寒凝血瘀，冲任不畅所致。③闭经：指女子年过 18 岁，月经尚未来潮，或已来潮，后又停经 3 个月以上。其虚证多因脾肾亏损，冲任气血不足，血海空虚所致；实证多因气滞或寒凝，而瘀血或痰湿阻滞胞宫，胞脉不通所致。女子妊娠期、哺乳期或绝经期的闭经属生理现象。④崩漏：指非行经期间，阴道内大量出血或持续下血、淋漓不止者。一般来势迅猛势急，出血量多者为崩；来势缓和，出血量少者为漏。多因热伤冲任或瘀阻冲任，或脾肾气虚所致。

3）经色、经质异常：月经色淡红、质稀，多属气虚或血少不荣；经色深红、质稠，多属血热内炽；经色紫暗，夹有血块，兼小腹冷痛，多属寒凝血瘀。

4）痛经：是指经期或行经前后，出现周期性小腹疼痛或痛引腰骶，甚则剧痛难忍。若为胀痛或刺痛，多属气滞或血瘀；小腹冷痛，得温则减者，多属寒凝或阳虚；若为隐痛，多为气血两虚，胞脉失养所致。

（2）问带下：带下是指在正常情况下，妇女阴道内分泌的少量乳白色透明无臭的分泌物，具有润泽阴道、防御外邪入侵的作用。若带下量过多或缠绵不绝，或伴有颜色、质地、气味等异常改变，并伴有局部或全身症状，称为病理性带下。带下病有广义和狭义之分，广义的带下病泛指所有妇科疾病而言；狭义的带下病是指带下的颜色、质地、气味等发生异常改变。健康女子在月经前后、排卵期或妊娠期，带下量略有增加，属生理现象。

1）白带：指带下色白量多，淋漓不绝，清稀如涕，多为脾肾阳虚，寒湿下注所致。若带下色白质稠，状如凝胶或呈豆腐渣状，气味酸臭，伴阴部瘙痒，多属湿热下注。

2）黄带：指带下色黄，气味臭秽，多属湿热下注。

3）赤白带：指白带中混有血液，赤白混杂，多属肝经郁热或湿热下注。

总之，凡带下色白而清稀、无臭，多属虚证、寒证；带下色黄或赤，稠黏臭秽，多属实证、热证。

10. 问小儿　小儿科古称"哑科"，进行问诊不仅比较困难，而且也不一定准确。问小儿，主要通过询问小儿家属或陪诊者，以获取相关的病情资料。小儿生理上具有脏腑娇嫩、生机蓬勃的特点，病理上具有发病迅速、变化较多、易虚易实的特点。因此，问小儿除一般问诊内容外，还要注意结合小儿的生理、病理特点，重点询问以下几个方面。

（1）问出生前后情况：新生儿（出生后至1个月）疾病，多与先天因素或分娩情况有关，故应着重询问妊娠期及产育期母亲的营养健康情况，有何疾病，曾服何药，分娩时是否难产、早产等，以了解小儿的先天情况。婴幼儿（1个月至3周岁）发育较快，需要充足的营养供给，但其脾胃功能较弱，如喂养不当，易患呕吐、泄泻、营养不良，以及"五软""五迟"等病。因此，应重点询问喂养方法及坐、爬、立、走、出牙、学语的迟早情况，以了解小儿后天营养状况及生长发育是否正常。

（2）问预防接种传染病史：初生婴儿（尤其母乳喂养者）禀受母体抗病能力，因此，一般在6个月内很少有传染病，6个月至5周岁之间，从母体获得的先天免疫力逐渐消失，而后天自身的免疫功能尚未形成，故易感染水痘、麻疹等多种传染病。预防接种可帮助小儿建立后天免疫机制，以减少感染疾病的机会。若小儿患麻疹，常可获得终身免疫力而不会再患此病；若小儿密切接触水痘、丹痧等病人，可感染发病。因此，询问上述情况，有助于做出正确诊断。

（3）问发病原因：小儿脏腑娇嫩，调节功能低下，为稚阴稚阳之体，易受外界气候、饮食及环境影响而发病。小儿卫外抗邪能力较弱，易感受六淫之邪而致外感病，常见发热恶寒、咳嗽、咽痛等症；小儿脾胃功能薄弱，消化能力差，极易伤食而见腹痛、呕吐、泄泻等症；婴幼儿心脑神志发育不完善，易受惊吓而见哭闹、惊叫、惊风等症。此外，还应询问小儿家族遗传病史。

第二节　辨　证

一、辨证的概念及意义

辨证是运用中医理论对四诊所获得的资料进行综合分析、判断和推理，从而确定疾病之属性、病位之深浅、病邪之盛衰、人体正气之强弱，为论治提供依据的思维过程。

辨证是中医学的精华。学习辨证首先要掌握中医理论中症、证、病的概念。所谓"症"，是指病人感觉到的自身异常变化及医生通过四诊获得的异常征象，如恶寒、身痛、咳嗽、胸闷等。"症"是分析与判断疾病的原始依据。所谓"证"，是指疾病发生和演变过程中某一阶段的病理本质的反映。例如，肝胆湿热证，病位在肝胆，病性为湿热，病机为肝胆湿热。"证"由一组相关的症状组成，不同程度地揭示病因、病机、病位、病势等。所谓"病"，是指在一定病因作用下，机体正邪交争、阴阳失调所引起的具有一定发展规律的病理演变过程，如感冒、泄泻、水肿等。"病"能具体表现出若干特定的症状和各阶段相应的证候。

中医学认识并治疗疾病，是既辨证又辨病。辨证，首先着眼于证的分辨，然后才能正确地施治。例如，感冒，症见发热恶寒、头痛身痛等，病位在表。但由于致病因素和机体反应性的不同，又常表现为风寒感冒和风热感冒等不同的证，只有分辨清楚，才能确定用辛温解表还是辛凉解表等方法予以合理治疗。所以，中医学中的辨证与辨病是灵活运用的，既可以先辨证后辨病，也可以先辨病后辨证。实际在临床上中医的辨证也包括了辨病。

历代医家在长期的临床实践中，创造了许多辨证方法。一般常用的辨证方法有九种。编者依据数十年的临床经验，结合临床实践，将所有辨证编了一首辨证易记歌，即：三、四、六、二、五、八，病因津液与经络。其中，三指三焦辨证，四指卫气营血辨证，六指六经辨证，二指气血辨证，八指八纲辨证，五指五脏辨证（实际指脏腑辨证）。另外，还有病因辨证、津液辨证、经络辨证。在这九种辨证方法中，气血辨证、脏腑辨证、八纲辨证、病因辨证、津液辨证等五种辨证方法作为重点将在本章中详细介绍，而其余四种辨证如经络辨证、三焦辨证、六经辨证、卫气营血辨证在临床上不大常用，故将它们列入附篇中简单阐述。

在这九种辨证方法中，病因辨证是外感病辨证的基础，六经辨证是外感病伤寒的辨证方法，卫气营血辨证是外感病温病的辨证方法，脏腑辨证才是各科的辨证重点。气血辨证、津液辨证、经络辨证实际上是对脏腑辨证的补充。

在这九种辨证方法中，最基本最常用的是八纲辨证。在八纲辨证中，虚、实、寒、热辨证尤其重要，必须好好掌握。通过八纲辨证，学习者可对病位的深浅、病证的性质、邪正的盛衰、病证的类别有个初步印象，故八纲辨证也称第一步辨证。在八纲辨证的基础上，根据病机的特征再进行其他的辨证，为第二步辨证。如果说第一步八纲辨证是简略的辨证，那么第二步辨证才是具体的辨证。一般而言，脏腑辨证和经络辨证主要用于对内科杂病的辨证；六经辨证、卫气营血辨证、三焦辨证，是从疾病的不同阶段、不同层次进行归纳分析，主要用于说明急性外感性疾病的传变规律。

二、八纲辨证

八纲是指表、里、寒、热、虚、实、阴、阳。医生根据临床望、闻、问、切四诊搜集和掌握的各种病情资料（包括病史、主要症状、舌象、脉象和其他病理体征），运用八纲进行分析综合，从而辨别病变部位的深浅、疾病性质的寒热、邪正斗争的盛衰和疾病类别的阴阳，作为辨证的纲领，称为八纲辨证。临床上各种疾病是非常复杂的，但都可用八纲辨证归纳、概括所有疾病的基本特点，指明疾病的治疗方向。所以说，八纲辨证是疾病的共同的辨证方法，其中阴阳又是八纲中的总纲，它可以概括其他六纲，即表、实、热为阳，里、虚、寒为阴。但在临床上，八纲既可单独出现，也可相兼出现，如实热、虚寒、表虚等。

中医学有许多辨证方法，其中最基本的是八纲辨证，对于千变万化的病证，均可归纳为四对纲领性证候，因为病变的部位不是表就是里，疾病的性质不是热就是寒；邪正的盛衰不是虚就是实；疾病的类别不属阴就属阳。掌握了八纲辨证在其他辨证中的地位，运用八纲对病情进行辨别归类，就可以在辨证过程中做到执简驭繁、提纲挈领。八纲辨证不仅适用于内、外、妇、儿科，同样适用于五官科、骨伤科、针灸科、推拿科等临床各科。

（一）表里辨证

表里辨证是辨别病变部位的两个纲领。表与里是相对而言。就人体来讲，躯壳与脏腑来说，躯壳是表，脏腑是里；就脏腑而言，脏属里，腑属表；就经络与脏腑而言，经络为表，脏腑为里；就人体部位而言，身体的皮毛、肌肉、经络、呼吸道在外属表，而脏腑、骨髓、气血在内属里。所以，任何疾病都可以辨别病位的表里，尤其是对外感疾病来说，辨别表与里显得十分重要。至于内科病、妇科病、儿科病等除感冒外一般都是里证，若再用表里辨证就没必要了。而且，内科病、外科病、儿科病等的辨证，主要用脏腑辨证、气血津液辨证等方法去具体辨证治疗。表证和里证的辨证见表3-2、表3-3、表3-4。

表3-2　表证

定义	表证是指六淫之邪经皮毛、口鼻侵入人体而引起的外感病的初期阶段所表现的证候	
临床表现	风寒表证	恶寒重，发热轻，无汗，头身痛，鼻塞声重，打喷嚏，时流清涕，咽痒，苔薄而白且润，脉浮紧
	风热表证	发热重，恶寒轻，鼻塞，流浊涕，咽喉红肿疼痛，咳嗽，吐黄稠痰，舌尖边红，苔白而干或薄黄，脉浮数。
辨证要点	风寒表证	恶寒重，发热轻，无汗，头身痛，苔薄白，脉浮紧。
	风热表证	发热重，恶寒轻，咽喉红肿疼痛，苔薄黄，脉浮数

（最右列跨两行）：具有起病急、病位浅、病程短的特征

表3-3　半表半里证

定义	半表半里证是指外邪由表入里但尚未入于里，里邪透表尚未达于表，邪正相搏于表里之间的证候。本证在六经辨证中属少阳经病证
临床症状	寒热往来，胸胁苦满，默默不欲饮食，心烦喜呕，口苦咽干，目眩，脉弦
辨证要点	往来寒热，胸胁苦满，口苦咽干，脉弦

表3-4　里证

概述	定义	里证是指病变部位深入于里，即深入脏腑、气血、骨髓之中的一类证候。多见于外感病的中后期和内伤病的全过程
	形成原因	①表证进一步发展，外邪传入里 ②外邪直接侵犯内脏 ③由内伤七情、饮食劳逸失度等原因直接损害脏腑，使脏腑功能失调而发病
临床表现		里证由于在脏腑、在气、在血的不同而有不同的表现，且有寒热、虚实之分，故临床表现繁多，其具体内容详见后文。还有种说法是除表证初期和半表半里证之外，其余全是里证。里证各证候虽有不同，但它们的基本特点均是以脏腑功能失调的症状为主要表现
辨证要点		内脏、气血、津液病变的证候表现突出，舌、脉变化明显

（二）寒热辨证

寒热辨证是辨别疾病性质的两个纲领。寒证与热证反映了人体阴阳偏盛与偏衰的程度。阴盛或阳虚表现为寒证，阳盛或阴虚则表现为热证。正所谓"阳盛则热，阴盛则寒"（《素问·阴阳应象大论》），"阳虚则外寒，阴虚则内热"（《素问·调经论》）。关于寒证和热证的辨证见表3-5、表3-6。

表3-5 寒证

概述	定义	凡外受阴寒之邪和多种原因导致的肾阳虚所表现的证候都是寒证
	发病原因	①外感阴寒之邪 ②过服生冷、寒凉的药物或食物致阴寒内盛 ③内伤久病，耗伤阳气所形成的有畏寒肢冷证候者
临床证候		寒证在临床上表现不一，但一般常见的症状有：恶寒或畏寒喜暖；肢冷背凉，局部怕冷，遇寒则甚，得温则舒；面色㿠白或苍白；舌苔润滑；痰、涎、涕清白，小便清长，大便稀溏；喜卷卧，嗜睡懒动，喜静少言；脉浮紧或沉迟
辨证要点	冷	指恶寒或畏寒喜暖，肢冷背凉，局部疼痛，遇寒重，得温痛减
	白	面色㿠白或苍白，痰白，舌质淡白，苔薄白，带下白色，涎稀，小便清白
	痛	风湿痛甚，痛经，脾胃虚寒痛，寒凝肝脉之痛
	稀	指分泌物如白带稀，涕、痰、涎稀，大便稀溏
	润	口润不渴，舌苔润滑，皮肤润泽
	其他	静而少言，不动，卷卧，嗜睡，脉促
要点歌		冷白痛稀润静，脉象迟懒得动，喜卷卧睡不醒，遇寒重得热轻，妇女易患痛经
寒证的归纳	外寒	①伤寒，寒邪伤于肌表，与西医所说的伤寒不是同一概念 ②中寒，寒邪直中脏腑
	内寒	①实寒，寒邪过盛侵犯人体，遏阳气 ②虚寒，指肾阳虚。表现为形寒肢冷，口淡不渴，面色㿠白，脉沉迟

表3-6　热证

概述	定义	热证是感受阳热之邪或多种原因导致的阳盛或阴虚的证候
	发病原因	①外感阳热之邪 ②或寒邪入里化热，或七情过极，或五志化火 ③阴虚火旺，虚火内生
分类		有表热、里热之分，里热有实热（有热证、无湿证、无虚证）、湿热（除热证外还有湿的症状）、虚热（除热证外还有虚的证候）之别
临床表现		各种热证一般表现为发热，恶热，喜冷，满面通红，吐血，衄血，小便短赤，大便干，口渴喜饮冷水，烦躁咽干，五心烦热，潮热，盗汗，舌质红绛，苔黄干，脉洪数
辨证要点	热	发热，恶热，局部肌肤热，手足发热
	红黄	满面通红，颧红，局部红肿，便血，吐血，衄血，小便黄赤，带黄，舌质红，苔黄，痰涕黄等
	稠	痰、涕、带等排泄物均稠
	干	口干，咽干，唇干，大便干结，皮肤干燥，舌苔干燥少津
	动	喜动，跳动不安，病人循衣摸床，性情急躁，或毁物打人
	其他	脉数，耳鸣，耳聋

内热证可归纳见表3-7。

表3-7　内热证

实证	单热	心火，肝火，肺火，胃火，胆火，小肠火，大肠热结
	双热	肝火犯肺，心胃火盛，肝胃郁热，心肝火旺
湿热		脾胃湿热，肝胆湿热，肝经湿热，皮肤湿热，大肠湿热，膀胱湿热，下焦湿热，带下湿热
虚证	主要	肾阴虚
	次要	心阴虚，肺阴虚，肝阴虚，脾阴虚
其他热		痰热，郁热，血热，化热（包括风邪化热、湿邪化热、寒邪化热、风寒化热、风寒湿化热、食积化热、肝郁化热），真寒假热，真热假寒等
注解		①内伤发热，不包括外感发热在内 ②湿热又可分湿大于热和热大于湿两种 ③外感发热有风寒感冒、风热感冒及温病发热等

寒、热证鉴别八大项见表 3 - 8。

表 3 - 8　寒、热证鉴别八大项

项目 ＼ 证型	寒证	热证
寒热喜恶	恶寒畏寒喜温	恶热发热喜冷
口渴饮水	不渴喜热饮	口渴喜冷饮
四肢	冷	热
面	白	红
大便	稀溏	秘结
小便	清长	短赤
舌象	舌质白	舌质红或绛，苔黄干燥
脉象	迟或紧	数、滑、疾

寒热鉴别项目歌：舌苔脉象大便小便，寒热喜恶口渴肢面

（三）虚实辨证

虚实辨证是辨别病体邪正盛衰的两个纲领。虚证反映人体正气虚弱而邪气不太盛的情况，实证反映人体邪气太盛而正气尚未虚衰的情况。邪正相争剧烈，"邪气盛则实，精气夺则虚"（《素问·通评虚实论》）即为此意。一般而言，虚证多因先天禀赋不足或后天失调所致，临床上见于慢性疾病或病变的后期，病程较长；而实证则多见于疾病的初期或中期，病程较短。

1. 虚证　有关虚证的辨证见表 3 - 9。

表 3 - 9　虚证

概述	定义	虚证是指在无邪或邪气不盛的情况下，正气虚弱所表现的证候
	发病原因	①饮食失调，气血生化不足 ②七情劳倦，内伤脏腑气血 ③房事过度，劫夺肾精元气 ④久病不愈或失治误治 以上原因均能使正气不足或正气耗伤太过而致虚证
	种类	气虚、血虚、阴虚、阳虚、精虚、津液虚

临床表现	气虚	少气懒言，声音低微，呼吸气短，神疲乏力，自汗，头晕目眩，活动或劳累后诸症加重，舌淡嫩，脉虚弱
	血虚	面色淡白无华或萎黄，头晕目眩，心悸失眠，眼睑、口唇、爪甲、舌质淡白，手足麻木；妇女月经量少、色淡，延期而至，甚者闭经，脉细无力
	阴虚	形体消瘦，口燥咽干，头晕目眩，心悸失眠，五心烦热，潮热颧红，盗汗，舌红绛少苔
	阳虚	面色㿠白，畏寒肢冷，精神萎靡，少气懒言，自汗，口润不渴，渴喜热饮。阳痿早泄，小便清长，大便稀溏，或尿少肿胀，舌淡胖嫩，苔白滑，脉沉迟无力
	肾精不足	小儿发育迟缓，智力低下，身材矮小，动作迟钝，骨骼痿软；成人性功能减退、早衰，腰膝酸软，发脱齿摇，足痿无力，健忘痴呆，男子精少不育，女子经少或闭经
	津液不足	口燥咽干，唇焦或裂，皮肤干燥，渴欲饮水，小便短少，大便干结，舌干少津，脉细数
虚证歌	气虚	气虚证主乏力，少气懒言声音低，呼气气短劳累重，白天汗液湿透衣
	血虚	四处淡白（舌、眼睑、口唇、爪甲）手足麻，头晕心悸面无华
	阴虚	阴虚证火上攻，潮热盗汗颧发红，头晕目眩脉细数，五心烦热记心中
	阳虚	气虚症状加冷证，相同症状气虚轻
	精虚	小儿发育迟缓，成人早衰阳痿。女子生育困难，男子功能减退
	精液不足	津不足，唇舌干，皮肤燥，小便短
辨证要点	气虚	神疲乏力，呼吸气短，声低懒言，动则加重
	血虚	面色淡白，头晕目眩，心悸失眠，脉细无力
	阴虚	腰酸腿痛，男子遗精，女子月经失调及虚热证（五心烦热，潮热，颧红，盗汗，咽干）
	阳虚	腰膝冷痛、生殖功能下降及虚寒证
	肾精不足	小儿发育迟缓，成人生殖功能低下及早衰
	津液不足	肌肤、官窍干燥及尿量大减

气虚、血虚、阴虚、阳虚（简称四虚）的关系如图 3-1 所示。

四虚的关系可用右图两点、六个箭头、九个字（气、血、阴、阳、虚、亦及和发展）来概括。

首先谈谈气虚和血虚的关系。气虚和血虚都是疾病发展的前期。从症状上说，气虚有血虚的症状，血虚也有气虚的症状，只不过是谁为主而已，以气虚症状为主诊断为气虚，以血虚症状为主诊断为血虚，气虚、

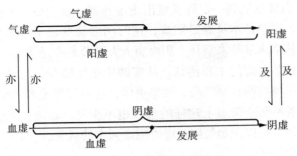

图 3 – 1　四虚的关系

血虚症状差不多诊断为气血双虚。这样就可以认为气虚与血虚都是双虚的概念。

其次谈谈气虚与阳虚的关系。从图 3 – 1 来看，气虚发展到一定程度，假设发展到黑点处，就会出现了冷证，变成阳虚。血虚发展到一定程度，假设发展到黑点处，就出现了虚热证（五心烦热、潮热颧红、盗汗、咽干等），这时血虚就变成阴虚了。气虚、血虚主病轻，阴虚、阳虚主病重。另外，气虚与阳虚、血虚与阴虚都有一段相同的症状（如图 3 – 1 所示），虽症状相同却轻重有别，就拿气虚与阳虚来说，都有没劲现象，但气虚的没劲可用乏力倦怠来形容，而阳虚的没劲就得用萎靡不振来形容才恰当。

最后谈谈阴虚和阳虚的关系。如果说气虚与血虚是疾病的前期，那么阴虚和阳虚就是疾病的后期，也可以说阴虚和阳虚是气虚和血虚的进一步发展。阴虚发展到一定程度可以既有阴虚的症状又有阳虚的症状，这就是阴阳双虚了，如果再发展就变成了纯阳虚了。同样，阳虚也可以转为阴虚，不过从经验上看，阴虚转阳虚易，阳虚转阴虚就难了。

四虚关系讲完了，这里再介绍一下笔者对阴虚的一些看法。如果说气虚、血虚都是两虚概念，那么阴虚就是三虚概念，或者说是气阴双虚以虚为主的概念。实际上治阴虚为主的代表方剂六味地黄丸就是按三虚设计的。六味地黄丸中的六味药有三种补药三种泻药，其中熟地黄 8 份补肾阴，山萸肉 4 份补肝血，山药 4 份补脾气，在三补中山萸肉补血也属补阴的范畴，补气的山药 4 份、补阴的熟地 8 份加山萸肉 4 份，实际上就相当于气阴双补以阴虚为主。此方还可以用图 3 – 1 来解释，如图

3－1 所示，血虚发展到一定程度就出现虚热证，就变成了阴虚，血虚又是双虚概念，虚热证本身就是阴虚，这时阴虚就变成了气虚血虚阴虚三虚。也可以从临床症状来解释，阴虚病人大部分都有乏力和消瘦的症状，这两个症状正是气虚的主要症状。从实践中也能解释，笔者在治疗阴虚时往往采用一种或两种补气药，效果更佳，这不仅是笔者多年来的经验，而且在全国各种医学杂志上这样的报道也不少见。总之，笔者认为阴虚是三虚概念，也可以说是气阴双虚以阴虚为主的概念。

虚证可归纳如下。

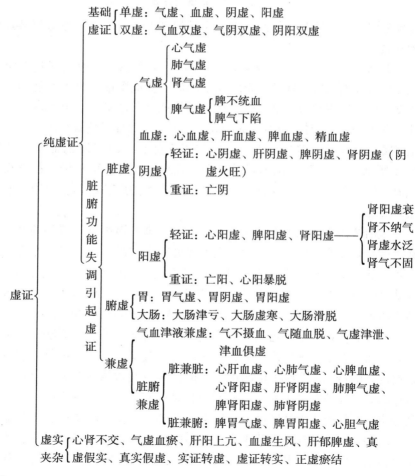

2. 实证　实证的辨证见表3－10。

表3－10　实证

定义	实证是指在正气不虚的情况下，邪气相对强盛的证候			
原因	一是由外邪侵入人体形成；二是由脏腑功能失调所致的痰饮、水湿、气滞、血瘀停滞体内所形成			
临床表现	因为邪气的种类性质、致病部位及邪正力量存在差异，所以很难确定实证的共同症状。较常见的有：身热烦躁，胸闷气短，痰涎壅盛，脘腹胀满、拒按，大便秘结，或暴泻，里急后重，小便不利或淋漓涩痛，甚者狂乱，神昏谵语，舌苍老，苔厚腻，脉实有力等			
辨证特点	主要概括为两点：一是六淫之邪、疫毒虫毒等邪气侵入人体，正气奋起抗邪，故病情较为亢奋、急迫，以寒热显著、疼痛剧烈、呕吐和咳喘明显、大小便不通、脉实等为突出表现。二是内脏功能失调，形成痰饮、水湿、气滞、血瘀、宿食等为有形病理产物，一般都是实证。总之，一般新病、暴病多实证，病情剧烈的多实证，体质壮实的病人多实证			
实证的归纳	外感六淫之邪初期	风寒束表，风热犯肺，燥热伤肺		
	脏腑功能失调引起体内病理产物蓄积	气血痰湿停聚	气停——气滞 血停——血瘀 痰湿停滞——水湿停滞	
		六郁化热	实热 湿热（湿大于热）	
		风	热极生风	
		风	与心有关的风	痰火扰心，痰迷心窍，都有精神失常
			与肝有关的风	肝阳化风，热极生风，都有神昏
		其他实证	虫症，食积，脓液，大便秘结	

　　这里归纳的实证知识只是让读者对实证有个总的印象，其详细内容待讲脏腑辨证时再做详细介绍。

3. 虚证与实证的鉴别　见表3－11。

表3－11　虚证与实证的鉴别

证型＼症状	面色	怕冷	发热	脘腹胀满	体质	疼痛	声息	二便	舌象	脉象	病程	精神
虚证	萎黄或淡白	畏寒，近火则减	五心烦热或午后潮热	按之疼痛减轻	虚弱	势缓喜按	声低息微	大便溏，溲清长	舌淡，少苔或无苔	无力	长久病	乏力
实证	深红或暗淡	恶寒，加衣添被不减	蒸蒸壮热	按之疼痛不减	壮实	剧烈拒按	声高息粗	便秘溲短赤	舌苍老，苔厚腻	有力	短新病	亢奋
要点歌	二便舌脉，病程短长，体质声息，乏力奋亢，冷热疼痛，面色腹胀											

4. 阴阳辨证　阴阳是概括病证类别的两个纲领，又是八纲辨证的总纲。八纲中的表里、寒热、虚实六纲分别是从病位、病性、邪正盛衰等不同侧面来概括病情的，所以，它们只能说明疾病的某一方面的特征，不能反映疾病的全貌。而阴阳两个纲领则可对疾病进行总的归纳，将一切疾病分为阴阳两个方面。所以《素问·阴阳应象大论》说："善诊者，察色按脉，先别阴阳。"由此可见阴阳在疾病辨证中的重要地位。一般而言，表证、实证、热证属于阳证，里证、虚证、寒证属于阴证。

（1）阴证：阴证的辨证见表3－12。

表3－12　阴证

定义	凡是里证、寒证、虚证都属于阴证范畴，但习惯上常指虚寒证
临床表现	不同的疾病表现为阴证的症状不尽相同，一般常见的阴证是指虚寒证而言，如：面色黯淡，精神轻者乏力，重者萎靡，语声低微、气短，口淡不渴，形寒肢冷，小便清长，大便稀溏，舌淡胖嫩或有齿印，脉沉细无力或滑数
辨证要点	阴证一般病位在里，病情属寒，正气虚弱为辨证特征，在里、寒、虚三纲中，或有一纲症状，或有两纲症状，或有三纲症状，均称为阴证

（2）阳证：阳证的辨证见表3－13。

表3-13　阳证

定义	凡表证、热证、实证都属于阳证的范畴，但习惯上阳证常指实热证而言
临床表现	不同的疾病表现为阳证的症状也不尽相同，一般常见的阳证是指实热证而言，如：面色红赤，身热喜冷，烦躁，语声高亢，呼吸气粗，口渴喜冷饮，大便干结，小便短赤，舌红绛，苔黄而干，脉数有力或滑数
辨证要点	阳证一般病位在表，病情属热，邪气亢盛为其特征。在表、热、实三纲中，或有一纲症状，或有两纲症状，或有三纲症状，都属于阳证

（3）阴虚证：在虚证中已做过介绍。

（4）阳虚证：在虚证中已做过介绍。

（5）亡阴证：亡阴证的辨证见表3-14。

表3-14　亡阴证

概述	定义	亡阴证是指由于阴液严重亏损而表现出的危重症候
	发病原因	亡阴一般是由外感热病，壮热不退，大汗，暴吐，大泻，大量出血或慢性阴液逐渐耗散等原因造成的
临床表现		除原发病的症状外，尚可见汗出热黏淋漓，身热肢温，面色潮红，口渴喜冷饮，烦躁不安，甚者昏迷，小便极少，舌红而干，脉细数按之无力
辨证要点		汗出热黏，身热肢温，面色潮红，烦躁不安，小便极少，舌红而干，脉细数无力

（6）亡阳证：亡阳证的辨证见表3-15。

表3-15　亡阳证

概述	定义	由于阳气衰微欲脱而表现出的危重症候
	发病原因	大出血，大汗，激烈吐泻；或阴寒之邪盛侵袭人体致阳暴伤；或慢性病阳气渐伤；或痰瘀闭阻心脉等
临床表现		除原发病的症状外，尚有冷汗淋漓，面色苍白，肌肤发凉，四肢厥冷，口淡不渴或渴喜热饮，精神极度萎靡，甚则神志模糊或昏迷，舌淡而润，脉微欲绝
辨证要点		冷汗淋漓，四肢厥冷，面色苍白，精神极度萎靡，脉微欲绝

（7）亡阳证与亡阴证的鉴别：见表3－16。

表3－16　亡阳证与亡阴证的鉴别

症状 证型	汗出	四肢	舌象	脉象	其他症状
亡阳	汗凉质稀而淡	厥冷	白润	微细欲绝	面白气微，不渴喜热 饮，肌肤冷
亡阴	汗热味咸而黏	温热	舌干红	洪实，按之无力	肌热，气粗，渴喜冷饮

必须说明的是，因为阴阳互根，所以亡阴者阳气亦散，亡阳者阴液亦损，但主次不同。

5. 八纲证候之间的关系　八纲各自概括疾病的一个方面的病理本质，用八纲来分析、判断、归纳证候，并不是彼此孤立、静止不变的，而是相互之间存在着多种联系，并随着病变发展而不断变化。八纲证候之间的相互关系可以概括为同一对纲领的关系，如表证与里证的关系、寒证与热证的关系、虚证与实证的关系；也可概括为不同对纲领的关系，如表热证、表热证、里虚寒证、里实热证等。八纲证候之间的关系如下。

（1）同一对纲领的关系：

1）表证与里证的关系：见表3－17。

表3－17　表证与里证的关系

表里同病	定义		病人在同一时期既出现表证又见里证，称为表里同病
	形成原因		①外邪同时侵犯表里，初得时既有表证又见里证 ②表证未愈，病邪又传入里 ③内伤病未愈又患外感，或先患外感后又患内伤等
表里出入	定义		在疾病发展过程中，在一定条件下，表邪不解内传入里，或某些里证邪从里透达于表，又出现某些肌表的症状，称为表里出入
	表邪入里	定义	出现表证后又出现里证，而表证随之消失，称为表邪入里
		原因	多因病邪亢盛或正气素虚，或护理不当，或失治误治等因素使机体抗邪能力下降，表邪传入于里
		临床表现	常见于外感病的发展过程中，如原有恶寒发热、头痛、身痛、舌薄白、脉浮紧等表现。几天后恶寒消失，变为不恶寒反恶热，兼有口渴、大便干、小便黄、舌红苔黄、脉数等，这说明表邪已入里，由表证转化为里证了

续表

里邪出表	定义	有些里证在一定条件下，病邪从里透达于表，这时出现某些肌表的症状，里证随之而消失或减轻，称为里邪出表
	原因	治疗或护理得当，机体的抗邪能力增强，驱邪外出
	临床表现	如有一病人表现出壮热、烦躁、胸闷、咳嗽、喘息等里热症状，继而热退，以上症状随之减轻或消失，就是里邪出表

注意：表、里这两个纲是以介绍表证为主的纲。下面介绍的虚、实、寒、热四个纲才是介绍以里证为主的纲。

2）寒证与热证的关系：它们既可在同一病人身上同时出现，表现为寒热错杂现象；又可在一定条件下互相转化，表现为寒证转化为热证或热证转化为寒证。在疾病发展过程中，特别在疾病的危重阶段，有时还会出现假寒或假热的现象。寒证与热证的关系见表 3 - 18。

表 3 - 18　寒证与热证的关系

寒热错杂	上热下寒证 定义	在同一个病人身上，上部表现为热证的证候，下部表现为寒证的证候
	举例	同一个病人既见胸中烦热、口臭口渴、牙龈肿痛等上热症状，又见腹痛喜暖、大便稀溏等下寒症状
	上寒下热证 定义	在同一个病人身上，上部出现寒证的证候，下部出现热证的证候
	举例	有一胃寒痛病人，胃痛得热则舒，遇寒则痛甚，喜热饮；而下部出现小便黄赤涩痛、尿频尿急等热证的证候，即上寒下热证
	表热里寒证 定义	在同一个病人身上出现热在其表、寒在其里的证候
	举例	此证多见于素有里寒证，又感风热之邪的病人。如脾肾阳虚病人，出现肠鸣腹痛，下利清谷，大便久泻，得热则舒等里寒证证候；近日又见发热重、微恶风寒、咽喉肿疼、咳嗽吐黄黏痰等风热表证证候，即表热里寒证
	表寒里热证 定义	在同一个病人身上同时出现寒在其表、热在其里的证候
	原因	一是素有内热又感风寒；二是寒邪入里化热而表邪未解
	举例	病人有内热，经常出现口疮、手足心发热等内热证证候；近日又患风寒感冒，表现为发热、恶寒、头身痛、流涕、脉浮紧等，即表寒里热证

续表

寒热转化	寒证转化热证	定义	病人先出现寒证后出现热证，热证出现后，寒证随之消失
		举例	病人初起感受寒邪，表现为恶寒重，发热轻，头身痛无汗，苔白，脉浮紧。继而病情进一步发展，寒邪化热入里，恶寒消退，并出现壮热口渴、心烦、苔黄、脉数等，即为由寒证转化为热证
	热证转化寒证	定义	病人先出现热证后出现寒证，寒证出现后，热证随之消失
		举例	这种转化分为可缓可急两种情况：第一种如热痢，日久不愈，阳气日耗即转化为虚寒痢；第二种如高热病人，由于大汗不止，阳随汗泄，出现体温骤降、四肢厥冷、面色苍白、脉微欲绝的亡阳证。前一种是缓慢转化，后一种是急骤转化
寒热真假	真寒假热证	定义	指疾病的本质是寒证，而又出现假热的证候
		原因	阴寒内盛，将非常虚衰的阳气格绝于外。亦称阴盛格阳
		举例	如某些严重的阳虚内寒病人，出现四肢厥冷、下利清谷、精神萎靡、小便清长、苔薄白等症状，同时又出现面红身热、口渴脉大等似热的症状。虽面红但不是满面通红，而是仅额部泛红，时隐时现；虽身热却欲盖衣被；虽口渴却喜热饮，且饮水不多；虽脉大却按之无力
	真热寒证	定义	指疾病的本质是热证，而外见假寒证的现象
		原因	里热炽盛，致阳气郁闭于内，不能外达于四肢。亦称阳盛格阴
		举例	如严重的里实热病人，有时既有口渴饮冷、烦躁不宁、小便短、大便秘结、舌红苔黄等症状，又有四肢厥冷、脉沉等寒证的表现，但是病人虽肢冷却胸腹灼热，且反恶热，脉虽沉，但数而有力，即所谓"热深厥亦深"

　　机体表现为寒证和热证是机体盛衰的反映，在一定条件下，机体的阴阳盛衰会发生变化，而证候的寒热也随之变化。寒证与热证的转化关键在于邪正双方力量的对比。寒证转化为热证，是人体正气尚强，阳气旺盛的表现，邪气从阳化热，但这时正气未衰犹能抗邪；热证转化为寒证，是机体正气虚衰，阳气耗伤，无力抵抗的表现，是邪盛正衰，正不胜邪，使病情恶化的结果。

寒热真假的辨证要点：假象多表现在四肢、面色、体质等方面，而脏腑、气血、津液等方面的变化才是疾病的本质。故真象应以里证的表现为依据，如口渴、寒热喜恶、舌象、脉象等。

3）虚证与实证的关系：在临床中有时可遇到正虚与邪盛同时出现，还可遇到正虚与邪盛相互转化，同时在疾病的危重阶段，有时还会遇到假虚和假实的现象。虚证与实证的关系见表3-19。

表3-19　虚证与实证的关系

虚证夹杂	实证夹虚	定义	是指以邪气盛为主兼有正气虚弱的一类证候
		举例	如壮热面赤、烦躁汗出、舌红苔黄、脉洪大的里实热证，同时又出现口渴、小便短赤、大便干结。此因热证兼有伤津所致
	虚证夹实	定义	是指以虚证为主兼有实邪的一类证候
		举例	如素有乏力、食少便溏、懒言声低等脾气虚症状，连日又见低热流涕、身痛、咳嗽、吐白痰等风寒感冒症状。此属脾虚兼有风寒表证，实际上也属体虚感冒
	虚实并生	定义	是指正气虚弱与邪气盛实的程度大致相当的一类证候
		举例	如肝腹水既有腹大如鼓、小便短少的实证表现，又有面色㿠白、周身乏力、纳呆怕冷等脾肾阳虚症状，正虚与邪实大致相当，难分主次，为虚实并生的夹杂证
虚证转化	实证转虚	定义	是指在疾病的过程中先出现实证后出现虚证，虚证出现后实证随之消失。此为实证转化为虚证
		原因	多因病邪亢盛或久留体内，以及失治误治损伤正气所致
		举例	乙型脑炎病人初得时大热、不渴、脉洪大等气分症候经治而愈，但后期出现精神不振、形体消瘦、口干、手足心热、舌红而干、苔剥、脉细数等，即实证转化为虚证。此类病人临床多见
	因虚致实	定义	病本为虚，由于正气不足，脏腑功能减退，致痰水湿瘀血阻滞体内而表现出实证的症状，为因虚致实
		举例	素有乏力、便溏、自汗、食呆、面色萎黄等脾虚症状，继而失治或误治出现面部及下肢水肿，按之如泥，腹大如鼓，小便少等水湿停聚的实证，此也属虚实夹杂证

虚实真假	真实假虚证	定义	是指疾病本身为实证，却出现某些类似于虚证的表现的证候
		原因	多因实邪阻遏，导致机体阳气或气血失于温煦濡养而形成
		举例	如热结肠胃的实热证，出现热结旁流的便下稀水、肢冷、脉沉迟等类似于虚寒证的表现，但是虽肢冷却胸腹灼热，虽便下稀水却色黄臭秽，脉虽沉但按之有力，属真实假虚证，在临床上应与实邪伤正所致的虚实夹杂证相鉴别
	真虚假实证	定义	是指疾病本质为虚，却又出现类似于实证表现的一类证候
		原因	多因久病阳气虚亏，温煦无力，使脏腑功能减退，但实邪尚未产生
		举例	笔者在临床遇到这样一个病人，他素来面黄乏力，食后腹胀，常自汗，经常感冒。脉沉而无力，大便困难，四五天解一次，甚七八天解一次，但腹部不痛不胀，大便也不干。从大便困难来看很似实证，但大便不干又不痛不胀，此为气虚无力所致，大便困难是假实现象。在临床上应将真虚假实证与因虚致实的虚实夹杂证相鉴别

虚实真假的辨证要点：见表 3 - 20。

表 3 - 20　虚实真假的辨证要点

项目		实证	虚证
病史	语言	高亢洪亮	低微虚弱
	体质	体质强壮	体质虚弱
	原因	外感六淫多致实	劳卷内伤、久病不愈或产后多致虚
	病程	新病病程短者多致实	久病病程长者多致虚
舌象		舌黄苍老苔厚	舌胖嫩苔薄
脉象		脉象有力	脉象无力

注：尤其注意脉象的有力和无力最为重要

（2）不同对纲领的关系：八纲中的表证和里证不能离开寒热、虚实而独立存在，由于表证和里证与寒热虚实的互相联系，可形成多种证候。现在将临床常见证候分析如下。

1）表寒证：定义、临床表现、辨证要点与表证中的风寒表证相同。

2）表热证：定义、临床表现、辨证要点与表证中的风热表证相同。

3）表实证：具体内容同表寒证。

4）表虚证：见表3-21。

表3-21　表虚证

表虚证	定义		表虚证一般有两种：一是指外感风邪引起的表证，以恶风、自汗、脉浮缓为特征，称为外感表虚证，又称中风表虚证。二指肺脾气虚使卫气不能固密所表现的证候，属内伤表虚证，也称体虚感冒
	临床表现	外感表虚证	发热轻，恶风，头痛，汗出，苔薄白，脉浮缓
		内伤表虚证	经常自汗，面色淡白，卷怠乏力，气短纳少，便少便溏，经常感冒，感冒时不发热或低热，舌淡苔白，脉细弱
	辨证要点	外感表虚证	发热较轻，且有恶风、自汗、脉浮缓
		内伤表虚证	经常感冒兼有自汗、乏力、气短、懒言等气虚表现

5）里实寒证：见表3-22。

表3-22　里热寒证

里实寒证	概述	定义	指阴寒内盛所表现的证候
		发病原因	多由阴寒之邪内侵脏腑或过食生冷，或过服寒凉药物，致阴寒内盛，困遏阳气
	临床表现		由于形成原因不同，临床表现也不相同。常见的症状有：形寒肢冷，面白，口不渴或喜欢热饮，胸腹冷痛拒按，小便清长，大便稀溏，舌苔白润，脉沉迟有力或沉
	辨证要点		形寒肢冷，胸腹冷痛，面白，不渴，舌苔白润，脉沉有力或沉紧

6）里虚寒证：定义、临床表现、辨证要点同肾阳虚。

7）里虚热证：定义、临床表现、辨证要点同肾阴虚。

8）里实热证：见表3-23。

表 3-23 里实热证

里实热证	概述	定义	指阳热之邪内盛所表现出的实热证候
		发病原因	多为阳热之邪内侵，或寒邪化热入里，或情志所伤郁而化热，或饮食不节、积久化热致阳热内盛
	临床表现		由于形成原因及所在脏腑不同，临床表现也不一样，现以热邪内侵为例：可见面红身热，恶热喜冷，口渴喜冷饮，烦躁不宁，甚者神昏谵语，痰涕黄稠，吐血，衄血，小便短赤，大便干结，舌红而干，苔黄，脉洪数有力等
	辨证要点		面红身热，恶热喜冷，口渴喜冷饮，小便短赤，大便干结，舌红而干，苔黄，脉洪数有力等

三、病因辨证

病因辨证是通过对病人的症状、体征及病史等资料进行分析、判断、辨证、综合以确定对疾病现阶段病因病理认识的一种辨证方法。

任何疾病的发生都有一定的病因。从其来源和发病的部位看，病因可分外感、内伤、其他三大类。外感包括风、寒、暑、湿、燥、火六淫和疫疠邪气对人体的外袭。内伤则包括七情、饮食所伤、劳逸过度、遗传等多种发自体内的因素的伤害。其他类包括中毒、虫兽所伤、外伤等。所以，辨证时必须探讨病人的具体病因，从而准确诊断、合理治疗。

（一）六淫、疫疠辨证

风、寒、暑、湿、燥、火为天之六气，属正常气候变化。当人体正气不足，或气候出现异常，人体无法与之抗衡时，六气就成为致病原因，称为六淫。六淫发病特点有三：一，发病较急，病程较短，初起多兼表证，致病多有季节性；二，六淫可单独为病，亦可数淫同病，如风、寒、湿三气杂至，合而为病；三，六淫在一定条件下可转化为其他淫邪等，如风寒化热、湿邪郁久化热等。

1. 风淫证候 风属阳邪，为百病之首，其性轻扬，善行数变。因此，风邪致病常犯诸阳之首的头部、体表及上焦的肺脏，且病位不定，游走无常，发病迅速，变化快。风性主动，常见有动摇不定的症状，如抽搐、震颤、麻木、瘙痒、头晕目眩等。在临床上还有因机体内部的病理变化而出现类似于风动的症状，与外界风邪无关，称之为"内风"，有关内容将在脏腑辨证中详述。风淫证候的临床表现如下。

风淫证候的临床表现 {
主症：发热，恶风，头痛，汗出，身痛，咳嗽，鼻塞流涕，咽喉疼痛，舌淡苔薄白，脉浮缓

次症：皮肤瘙痒，风疹，颜面麻木不仁，口眼㖞斜，颈项强直，口噤不开，四肢抽搐，肢体关节疼痛，游走不定
}

辨证要点：病变初期多恶风，微热，汗出，脉浮缓；或突起肢体麻木，关节游走疼痛，皮肤瘙痒，以风团为主要表现。

2. 寒淫证候 寒为阴邪，其性清冷、凝滞、收引，易伤人体阳气，使气机收敛闭塞，阻碍气血运行，引起各种病证。寒邪为病有伤寒、中寒之分。若寒邪伤于肌表，名曰伤寒；直中脏腑，名曰中寒。至于内寒，则为人体阳气不足所致，属阳虚证，不属于六淫范畴。但内寒与寒邪可互相影响，如阳虚内寒之邪易感受外寒，而外寒侵入后常使阳气受损导致内寒发生。寒淫证候的临床表现如下。

寒淫证候的临床表现 {
寒邪束表（伤寒）{
发热恶寒，无汗头痛身重
鼻塞流涕，咳嗽，气喘
脉浮紧，舌淡苔薄白
}

寒中于里（中寒）{
手足拘急，四肢厥冷，关节剧痛，得热则舒，遇冷加重
脘腹冷痛，呕吐清水，肠鸣腹泻
身体强直，口噤不语，四肢颤抖，猝然眩晕而身无汗
}
}

辨证要点：新病突起，病势较剧。有感寒原因可查，以寒冷症状为主要表现。

3. 暑淫证候 暑为阳性，其性炎热升散，最易耗气伤津。心主火，暑邪亦属火，极易内传伤及心营。暑多夹湿，暑病常热象与湿象并见。暑邪为病有很强的季节性，主要发生在夏至以后、立秋之前。《素问·热论》说："后夏至日为病暑。"暑淫证候的临床表现如下。

$$\text{暑淫证候的}\atop\text{临床表现}\left\{\begin{array}{l}\text{伤暑}\left\{\begin{array}{l}\text{头晕，身热，汗出，溲赤}\\\text{舌红苔黄，脉虚数}\end{array}\right.\\[4pt]\text{中暑}\left\{\begin{array}{l}\text{忽然昏倒，神志昏迷，不知人事，牙}\\\text{关紧闭，状若中风但无口眼㖞斜等症状}\end{array}\right.\\[4pt]\text{暑风}\left\{\begin{array}{l}\text{猝然晕倒，四肢抽搐}\\\text{心烦不宁，甚则神志昏迷}\end{array}\right.\\[4pt]\text{暑瘵}\left\{\begin{array}{l}\text{头目眩晕，烦热口渴，咳嗽，气喘，}\\\text{或见骤然吐血、衄血等症状}\end{array}\right.\end{array}\right.$$

辨证要点：夏日有感受暑热之邪的病史，以发热口渴、汗出、疲乏、尿黄等为常见症状。

4. 湿淫证候　四季之中，以长夏湿气最盛，故长夏多病。湿为阴邪，易伤阳气，阻碍气机；湿性重着、黏滞，湿邪为病，多缠绵难愈。脾喜燥而恶湿，湿邪侵犯人体，最易损伤脾阳；湿性趋下，病多见下部症状；湿性弥漫，致病范围广泛；湿邪多与他邪合并，如暑湿、寒湿、风湿等。湿淫证候的临床表现如下。

$$\text{湿淫证候的}\atop\text{临床表现}\left\{\begin{array}{l}\text{伤湿}\left\{\begin{array}{l}\text{恶寒发热，头痛而胀}\\\text{胸闷纳呆，脘痞，恶心，口不渴}\\\text{肢体困倦、酸楚无力}\\\text{舌淡苔薄白而腻，脉濡或缓}\end{array}\right.\\[4pt]\text{冒湿}\left\{\begin{array}{l}\text{头重如裹，遍体不舒，周身倦怠，肢体关节酸痛}\\\text{重着、屈伸不利，或见湿毒浸渍肌肤（湿疹，湿}\\\text{毒疮），湿毒下注（两足跗肿，下肢溃疡），妇}\\\text{女经期或产后黄、白带下病}\end{array}\right.\end{array}\right.$$

辨证要点：本证起病缓慢而缠绵，以困重、酸楚、痞闷、腻浊等为主要表现。

5. 燥淫证候　燥邪从口鼻而入，最易伤肺是其特点。燥邪干涩，容易伤津伤阴，发病即见燥象。燥邪致病有温燥、凉燥之分，这与秋季气候有偏热、偏寒的不同变化相关。燥而偏热为温燥，燥而偏寒为凉燥。一般而言，秋初而感多温燥，深秋而感多凉燥。燥淫证候的临床表现如下。

燥淫证候的临床表现 ｛
湿燥 ｛头痛，身热汗出，口渴咽干，咳逆胸痛，甚者痰中
带血，上气鼻干，舌红苔黄燥，脉浮数

凉燥 ｛恶寒重，发热轻，头微痛，无汗，咳嗽，鼻塞，咽
喉疼痛，或见口鼻干燥，咳痰清稀色白，口不甚渴，
舌淡苔薄白而干，脉弦紧

辨证要点：本证多见于秋季或气候干燥的环境，以干燥失润为主要表现。

6. 火淫证候 火与热为同类，火为热之极，热为火之渐，都为阳热之象。火证可分外感、内伤两大类。凡直接感受火邪或其他六淫从阳化火的火证均属外感。而内伤之火不属本节范围，放在脏腑辨证、八纲辨证中叙述。火淫证候的临床表现如下。

燥淫证候的临床表现 ｛
发热，恶心，面红目赤，壮热汗出，口渴饮冷，烦躁便秘，溲黄，
舌红苔黄，脉洪数

或渴不多饮，心烦不眠，舌红绛，脉数

或斑疹，吐血，衄血等

或神昏谵语，躁狂抽搐

或疮疡疔毒，局部红肿热痛，脓血杂见，舌红或绛，脉数有力
为主要表现

辨证要点：本证新病突起，病势较剧，以发热、口干、汗出、便秘、尿黄、舌红或绛、脉数有力为主要表现。

7. 疫疠证候 疫疠是一类传染性极强，发病急，传变迅速，且病情险恶的一类外感病证。它有一定的传染源和传染途径。其传染源有二：一是自然环境，即通过空气传染；二是疫疠病人，即通过接触传染。其传染途径是通过呼吸道与消化道。疫疠致病的另一显著特点是传染性强，死亡率高。《诸病源候论》说："人感乖戾之气而生病，则病气转相染易，乃至灭门。"由疫疠所致的疾病有很多，临床常见的有瘟疫、疫疹、瘟黄等病证。其病机：瘟疫多为疫毒炽盛，火热蒸腾；疫疹多为疫毒内炽外发，或疫毒深伏，不能发于外；瘟黄则为疫毒夹湿热闭郁于皮肤肌腠之间。

（二）七情内伤辨证

七情内伤是指喜、怒、忧、思、悲、恐、惊七种情志方面的病证，

是由于精神刺激过于强烈或持久，使人体不能调节、不能适应而导致神志失常和脏腑功能紊乱所表现的证候。七情的临床意义如下。

七情内伤的临床意义

①喜证——喜则气缓。过于喜乐，轻则导致注意力不集中、反应迟钝、心悸易惊、失眠多梦；甚则导致哭笑无常或大笑不止、语无伦次、狂乱妄动

②怒证——怒则气上。过度愤怒、烦恼可导致肝气上逆，血随气升并冲入头脑，可见眩晕耳鸣，头目胀痛，面红耳赤，烦躁失眠，或吐血、衄血，昏仆中风，脘腹胀痛或头痛，恶心食少，泄泻等

③悲忧证——悲忧则气消。过度悲忧可导致肺脏津气消耗，出现干咳少痰，气短，咽干，神倦乏力，面白无华，常太息，甚则咯血或痰中带血，胸痛，消瘦等。

④恐证——恐则气下。过度恐惧导致肾虚气陷，精气下泄，在男子可见滑精、早泄，在女子可见月经不调、滑胎、白浊、遗尿、腰酸腿软，甚则昏厥、二便失禁

⑤惊证——惊则气乱。可见惊悸怔忡、胆怯、失眠、惊叫、精神波动，甚则思维紊乱、痴呆、癫狂或突然晕厥

⑥思证——思则气结。长期过度思虑、思念，会导致心脾不畅，可见反应迟钝、表情淡漠、食少纳呆、胸闷嗳气、脘痞腹胀、二便不畅等

（三）饮食、劳逸所伤辨证

饮食、劳逸病证包括饮食不调、劳逸失常和房事所伤三部分。

1. 饮食所伤

饮食所伤

定义——是指由于饥饱失常、饮食偏嗜或饮食不洁致脾胃功能失常的病证

临床表现

饮食伤胃——可见胃痛、恶闻、食臭、饮食不佳、胸隔满闷、吞酸嗳腐、舌苔白腻、脉滑有力

饮食伤肠——可见腹痛泄泻

误食毒品——可见吐泻恶心，或吐泻交作，或腹痛如绞

2. 劳逸所伤

劳逸所伤 { 定义——是指由于劳力过度、劳神过度或过逸少动，损伤脏腑气血、肌肉、筋骨所出现的病证

临床表现 { 过劳——可见倦怠无力、嗜卧、懒言、饮食减少、脉缓大或浮或细

过逸——可见体胖、行动不便、动则喘息、心悸气短、肢软无力

3. 房事所伤

房事所伤 { 定义——是指由于房室所伤导致肾虚的一类病证

临床表现 { 肾阴虚 / 肾阳虚 } 参见八纲辨证

（四）虫积辨证

虫积 {

定义——是指某些寄生虫侵入人体发育繁殖，耗损气血，阻碍气机的一类病证

特点 {
①病位：以肠道为主，有时也能侵入胃、肝、胆等脏腑
②病机：虫积肠胃以脏气滞逆及营血耗损为基本病机
③活动规律：诸虫都有自己的活动规律。例如，蛔虫易绞结于肠道而成虫团，或上窜于胆道，或下泄于肛门；而蛲虫常夜间爬到肛门产卵等
④症状、体征：诸虫各有自己的症状与体征。例如，蛔虫的吐蛔、便蛔；蛲虫致肛门瘙痒；绦虫类便有白色绦虫节片；钩虫致病多可见食而善饥，并有血虚等证
}

临床表现 {
脐周腹痛，时作时止，腹部可能触及条索状虫团，胃脘嘈杂，大便失调，或吐虫、便虫，或食异物，或睡中龄齿，或面目有虫斑，或见面色萎黄、形体消瘦、神疲乏力、头晕心悸、唇爪淡白无华、舌淡、脉细弱等虚象。
}

辨证要点 {
①大便镜检发现有虫卵
②一般都有面黄肌瘦等营养不良症状
③小儿多见
④腹痛时作时止，并有吐蛔、便蛔等
}

}

63

（五）外伤辨证

外伤辨证 {
  定义——指受创伤如金刃所伤、跌打损伤、兽类咬伤及毒虫咬伤、蜇伤所引起的局部症状及整体所反映的证候

  临床表现 {
   金刃所伤——一般都有局部破损出血，疼痛红肿。若伤骨，则见流血不止，疼痛尤为剧烈，常因出血过多引起面色苍白、头晕眼花等虚弱现象。若伤外被风邪毒气侵入，则出现寒热、牙关紧闭、角弓反张等破伤风症状

   跌打损伤——伤处多有疼痛、发青、肿胀、伤筋或破损出血、骨折等。若从高处坠下，尚有吐血、下血等症状

   虫兽咬伤——轻时有局部红肿、疼痛、麻木或发疹，重时四肢发麻或疼痛剧烈，头晕胸闷，也有的会出现瘀斑或出血
}
}

（六）病因辨证的意义

外感病病因辨证以六淫辨证为主体，疫疠辨证基本内容同六淫辨证，只不过传染性强，病情急剧而危重。六淫辨证的重点是每一淫邪致病的辨证要点。例如，风淫的辨证要点为恶风发热、汗出、鼻塞、喉痒、瘾疹、肢体异常运动、症状变化快、病位游走不定等；寒淫辨证的特点为恶寒肢冷、局部冷痛或剧痛喜暖、小便清长、大便清稀、舌苔白腻、脉弦紧；湿淫的辨证特点为局部或全身重困、痞闷肿胀、分泌物增多而秽浊、舌苔厚腻、脉濡。

情志内伤致病的辨证要点：一是遇触即发，发即脏腑里证；二是不同情志过激伤害的脏腑和气机失调的倾向不同，如大怒则肝气上逆、恐惧则肾气下陷等；三是常引起精神症状及身心失调性疾病，如失眠、惊悸、脏躁、癫狂、月经不调等；四是其病证的发作加重或缓解与病人的情绪变化密切相关。

其他病因辨证包括劳伤、食积、虫积、外伤等。劳伤致病者常有劳累过度病史。劳力过度致病多见肺脾气虚或局部筋骨损伤症状；劳神过度多见心脾两虚表现；房劳过度多见肾虚证候，而过逸少动多见气血虚弱或气血瘀滞等证候。食积辨证以脘腹胀痛拒按、嗳腐吞酸及暴饮暴食病史为要领。虫积辨证以腹痛时作时止、吐虫便虫、面黄肌

瘦等为要领。外伤辨证以明显外伤史、伤处肿痛、伤口流血、活动受限，以及发现骨折、脱臼、内脏出血或破裂等为依据。

四、气血津液辨证

气血津液是人体维持生命活动所必需的营养物质和动力，它们的不足和运行、输布的失常，是人体患病的基本病机的重要组成部分。中医诊断时运用气血津液理论去辨别、分析、判断、综合病人的病情资料，从而确定其气血津液病证的具体病机、证型的思维过程和辨证方法，就是气血津液辨证。

（一）气病辨证

气不仅指人体内最微细的生命物质，更是各种生命活动的体现。因此，气的病变经常随精血、津液的病变而出现。气的证型归纳起来有气虚证、气陷证、气虚不固证、气脱证、气逆证、气滞证、气闭证七型。

1. 气虚证

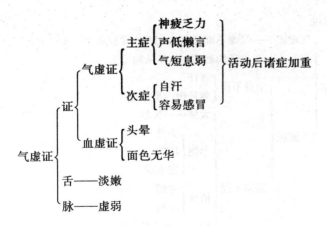

注：本证是指人体之气不足，导致气的功能减退的虚弱证候。这里所说的"气"是指全身之元气而言。气虚证主要指行动方面，以神疲乏力，气短息弱，言语声低懒言，动则加剧为辨证要点。

2. 气陷证

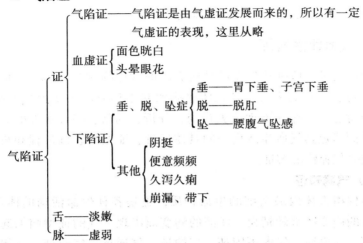

气陷证
- 证
  - 气陷证——气陷证是由气虚证发展而来的，所以有一定气虚证的表现，这里从略
  - 血虚证
    - 面色㿠白
    - 头晕眼花
  - 下陷证
    - 垂、脱、坠症
      - 垂——胃下垂、子宫下垂
      - 脱——脱肛
      - 坠——腰腹气坠感
    - 其他
      - 阴挺
      - 便意频频
      - 久泻久痢
      - 崩漏、带下
- 舌——淡嫩
- 脉——虚弱

注：本证是在气虚证的基础上发展而来的，主要症状是举物乏力及清阳下陷所表现的虚弱证候。临床辨证要点主要是垂、脱、坠症加气虚证的一般表现。

3. 气虚不固证

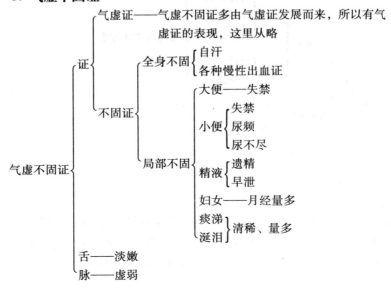

气虚不固证
- 证
  - 气虚证——气虚不固证多由气虚证发展而来，所以有气虚证的表现，这里从略
  - 不固证
    - 全身不固
      - 自汗
      - 各种慢性出血证
    - 局部不固
      - 大便——失禁
      - 小便
        - 失禁
        - 尿频
        - 尿不尽
      - 精液
        - 遗精
        - 早泄
      - 妇女——月经量多
      - 痰涕
      - 涎泪
        - 清稀、量多
- 舌——淡嫩
- 脉——虚弱

注：本证是因气虚致精血、津液固摄功能减退所表现的证候。本证多从气虚发展而来，其辨证要点是精、血、津液之一过度耗泄的症状，再加上一般气虚的临床表现。

4. 气脱证

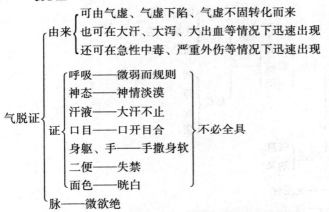

注：本证是元气极度衰竭气欲外脱的危急证候，如不及时抢救，便会气绝而死。本证是由气虚、气陷、气脱三证恶化而形成的，有条件时一定要配合西医抢救。临床上本证一般在疾病的晚期或急症的垂危阶段才可见到。

5. 气逆证

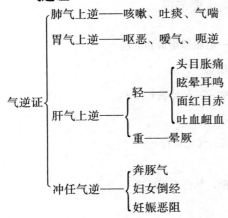

注：本证是体内气机应降而反升或升发太过所表现的证候。本证

多属实证，也有虚实兼夹证。其辨证要点是不同的脏腑经脉的气逆证各有其不同的表现。其总的临床特点为呼吸道、上消化道有逆气上冲，经口鼻而出，以及头面气血充盈的症状。

6. 气滞证

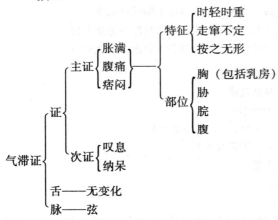

气滞歌：胸胁脘腹嗳满痛，时轻时重位不定，此证多与"气"有关，嗳气矢气病减轻。

注：本证是人体的局部或全身气机不畅乃至停滞不行所表现的证候。临床上以胀满，痞闷，痛或窜痛，部位不定，因情志不舒而诱发或加重，得换气、嗳气而减轻为主要表现。

7. 气闭证

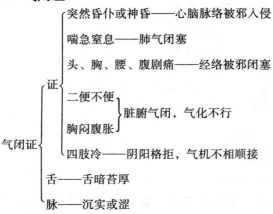

气闭证歌：突然昏仆神不清，喘急窒息四肢冰，头胸腰腹剧疼痛，胸闷腹胀便不通。

注：本证是人体某些脏腑及其官窍的气机闭塞不通所引起的危急证候。本证因瘀血、痰浊、结石、蛔虫等实邪内侵而导致心、脑、肺、胆等重要脏腑经脉官窍堵塞，气机完全不通，以至病势危急而有生命危险。其辨证要点是发病突然，常以突然昏仆、窒息、绞痛、肢冷、二便不通为主，病程较短，病情危急。

（二）血病辨证

血是人体维持生命活动最重要的营养物质，在生理状态下它很有规律地在脉管内循环运行而布散周身。若血有病，不外乎表现为血液不足和血行失常两个方面。血液辨证有四部分，即血寒证、血热证、血虚证和血瘀证。

1. 血寒证

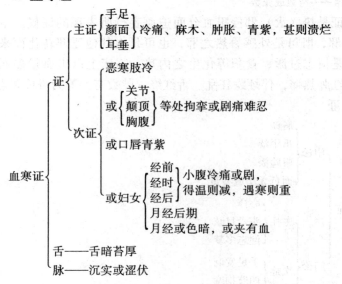

注：本证是寒邪客于血脉，凝滞气血，致血行受阻所表现的证候。本证之寒主要来自外感之阴寒，多属实寒，也有部分兼有阳虚的虚寒病机。本证以局部以冷痛、剧痛，或肿胀、青紫，得温则减，舌青紫苔白滑，脉沉迟或沉涩为依据。

2. 血热证

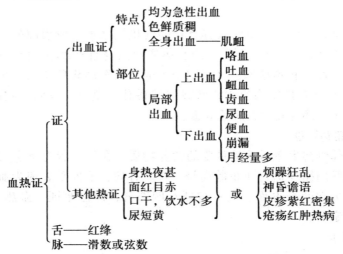

血热证 ┬ 证 ┬ 出血证 ┬ 特点 ┤ 均为急性出血 / 色鲜质稠
│　　　　│　　　├ 部位 ┬ 全身出血——肌衄
│　　　　│　　　│　　　└ 局部出血 ┬ 上出血 ┤ 咯血 / 吐血 / 衄血 / 齿血
│　　　　│　　　│　　　　　　　　　└ 下出血 ┤ 尿血 / 便血 / 崩漏 / 月经量多
│　　　　└ 其他热证 ┤ 身热夜甚 / 面红目赤 / 口干，饮水不多 / 尿短黄 ——或—— 烦躁狂乱 / 神昏谵语 / 皮疹紫红密集 / 疮疡红肿热病
├ 舌——红绛
└ 脉——滑数或弦数

注：本证是热（火）邪侵犯血分而迫血妄行所表现的证候。本证的热（火）邪，既可是外感暑热之邪，也可是由其他淫邪转化而来的热邪，也可是情志过激、食积等化生之内热。临床上以出血量多而色鲜，或疮疡红肿热痛，伴烦躁狂乱、舌红绛、脉数有力等为辨证要点。

3. 血虚证

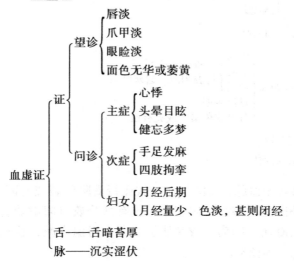

血虚证 ┬ 证 ┬ 望诊 ┤ 唇淡 / 爪甲淡 / 眼睑淡 / 面色无华或萎黄
│　　　└ 问诊 ┬ 主症 ┤ 心悸 / 头晕目眩 / 健忘多梦
│　　　　　　　├ 次症 ┤ 手足发麻 / 四肢拘挛
│　　　　　　　└ 妇女 ┤ 月经后期 / 月经量少、色淡，甚则闭经
├ 舌——舌暗苔厚
└ 脉——沉实涩伏

血虚证歌：望诊四个淡，主症 1、2、3，妇女经血少，次症麻、拘、挛。（"1、2、3"指"心悸、头晕目眩、健忘多梦"三项）

注：本证是血液不足致脏腑、组织、器官失去濡养所表现的虚损证候。血虚形成的机制一是生血不够，二是耗血过多。其辨证要点为头晕眼花，心悸失眠，面色无华，唇、舌、爪甲、眼睑淡白。

4. 血瘀证

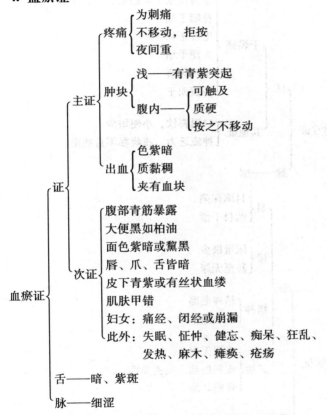

注：本证是血液在脉管内运行迟滞或从脉管内溢出而行于体内所表现的证候。辨证要点常以局部刺痛拒按，肿块质硬，唇、舌的色泽改变为重点。

（三）津液病辨证

津液是体内一切正常水液的总称，它具有重要的生理功能。津液的代谢过程是在五脏六腑共同参与和密切配合下完成的，津液的病变无论是虚证还是实证，都和脏腑尤其是肺、脾、肾的功能失调有密切关系。

津液辨证在临床上主要有四型，即津液亏虚证、津液内停证、水证、内湿证。

1. 津液亏虚证

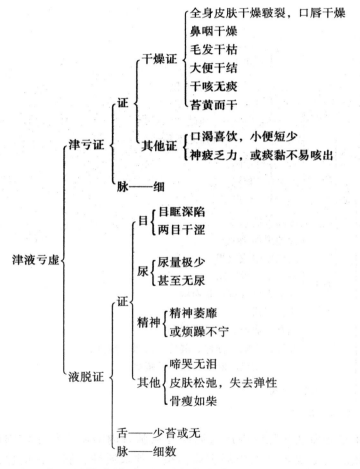

注：本证是体内津液不足导致脏腑、组织、孔窍失去濡养所表现的证候。此病又称内燥，它与六淫中的燥邪所致的外燥有虚实之别。津液不足的形成，一是由于水分摄入不足，二是由于津液消耗过多。

其辨证要点是肌肤、官窍干燥枯涩，尿量减少，肌肤无弹性，慢性消瘦。

2. 津液内停证 津液的输布、排泄障碍，就会导致津液内停，发生痰、饮、水、湿等病理产物，进而形成痰证、饮证、水证、内湿证。它们是同源异形，既可相互转化，又可相互结合致病，并无严格区别。

（1）痰证：

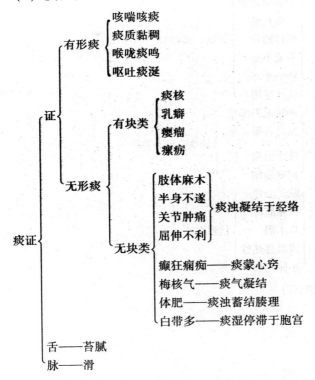

注：痰是体内津液停聚所形成的稠浊而黏滞的病理产物，可停聚在体内任何部位，一般可分为有形痰与无形痰两种。痰多与体内其他病邪结合，致病具有多样性、奇特性，故有"百病多因痰作祟"和"痰多怪症"之说。

有形之痰有物可见、有声可听或有形可触。无形之痰可从上述特定症状，加上舌腻、脉滑来推断得知。

（2）饮证：

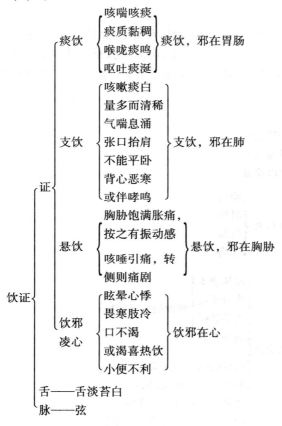

3. 水证

（1）主证：

（2）阳水证：

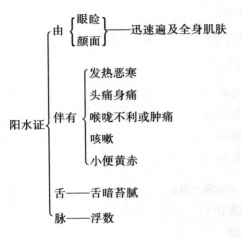

阳水证 由 { 眼睑 颜面 } ——迅速遍及全身肌肤

阳水证 伴有 { 发热恶寒 / 头痛身痛 / 喉咙不利或肿痛 / 咳嗽 / 小便黄赤

舌——舌暗苔腻

脉——浮数

（3）阴水证：

阴水证 由 { 足胫 下肢 } 逐渐发展到全身

阴水证 伴有 { 脘痞腹胀、食少纳呆、恶心呕吐、神疲乏力、 / 畏寒肢冷、大便溏泄、眩晕心悸、气喘不能平卧

舌——舌淡苔白滑

脉——沉细

　　注：本证水邪又称水气，是体内津液内停所形成的最清稀而善流动的病理产物，属有形之邪，但容易渗透到肌肤腠理等组织间隙及停蓄于空腔中，导致全身或局部水肿及腹腔积水。水证有阳水与阴水两种，阳水先由面部及眼睑部逐渐发展到全身，并有热证的表现；阴水多由足部及下肢逐渐发展到全身，并有寒证的症状。其辨证要点为全身或局部水肿，尤其是颜、睑、足胫浮肿，按之凹隐而不起，小便不利或有腹水。阳水发病急骤，进展迅速，初期兼表证；阴水多逐渐起病，进展慢，以里证、虚证、寒证为主。

4. 内湿证

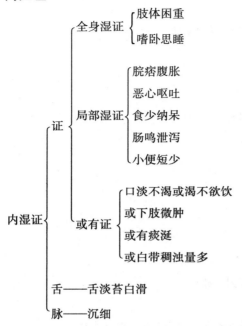

内湿证
- 证
  - 全身湿证
    - 肢体困重
    - 嗜卧思睡
  - 局部湿证
    - 脘痞腹胀
    - 恶心呕吐
    - 食少纳呆
    - 肠鸣泄泻
    - 小便短少
  - 或有证
    - 口淡不渴或渴不欲饮
    - 或下肢微肿
    - 或有痰涎
    - 或白带稠浊量多
- 舌——舌淡苔白滑
- 脉——沉细

注：内湿是脾失健运，津液内聚所产生的病理产物，属无形之邪。其特点是呈弥漫、渗透状态，易停滞在脾、胃、肠、胸、腹腔内，流注于肌肉、关节、阴窍中，能阻碍气机。它和湿淫（外湿）同属湿邪，但来源有内生和外感之异，病位有重在脏腑和重在体表之别。其辨证要点是脘腹痞胀，呕吐纳呆，泄泻清稀，身重嗜睡，分泌排泄物稠浊量多，苔腻，脉濡。

（四）气血津液兼病辨证

气属阳，血和津液属阴，气血津液之间存在着既对立又统一的辩证关系。血和津液属阴，二者生理上相互补充和转化，病理上彼此累及和影响。因此，在疾病过程当中，气血津液的病变，既可互为因果，亦常兼夹并见，形成多种兼夹证型。本节就其十种常见兼症做一介绍。

1. 气血两虚证

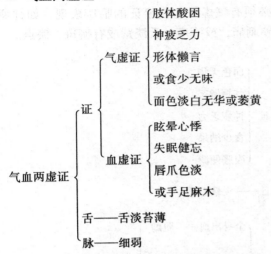

注：在临床实践中气虚证也有少量的血虚症状，而血虚证也有气虚症状，而气血两虚证必须是气虚证与血虚证同时存在，并且具有两者的主要症状。如面色淡白或萎黄、心悸、气短、眩晕、乏力等，即为气血两虚证。

2. 气虚血瘀证

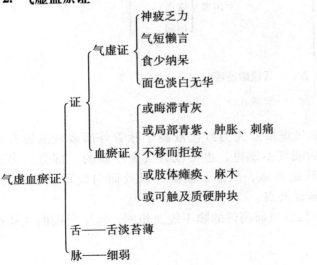

注：本证是气虚运行无力致血液瘀滞于体内所表现的证候，属本虚标实证。辨证要点是必须有气虚证与血瘀证的临床表现，如神疲乏力，气短，兼见局部肿硬刺痛，或瘫痪，舌淡紫或有瘀斑、瘀点。

3. 气不摄血证

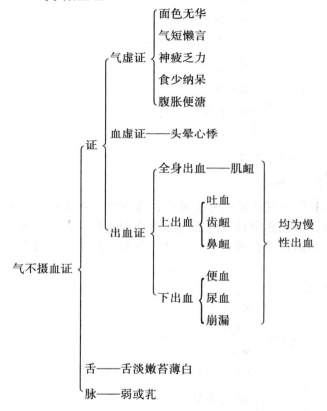

注：本证是气虚摄血无力致血液溢于脉管外所表现的证候。既可视为气血兼病或气不统血，也可视为气虚不固的一部分。本证以慢性出血，尤其是便血、肌衄、崩漏，以及面白气短、神疲乏力、舌淡、脉弱为辨证要点。

这里的气不摄血与前面讲的脾不统血相同，这里所说的气是指脾气而言。

4. 气随血脱证

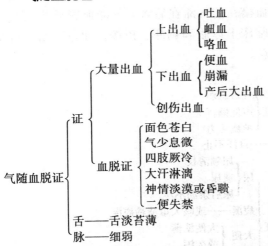

注：本证是由大失血引起的气脱证。辨证要点是在大出血的同时又出现气少息微、大汗淋漓、神情淡漠或昏聩等气脱征象。

5. 气滞血瘀证

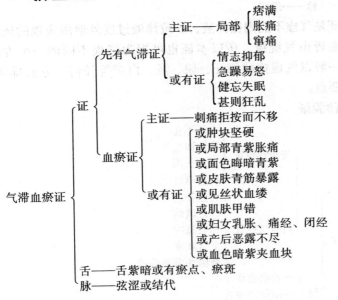

注：本证是气机郁滞致血行瘀阻所表现的证候。一般来说气滞在前血瘀在后，然而也有血瘀在前气滞在后者。气滞血瘀证是既有气滞证也有血瘀证的表现，临床上以胀满刺痛、拒按，面色晦暗，舌紫或有瘀斑，脉弦为辨证要点。

6. 气虚津泄证

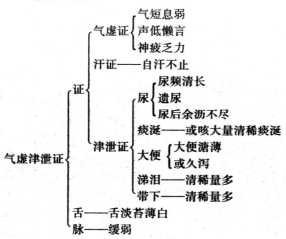

注：本证是气虚不能固摄津液，导致津液过度外泄所表现的证候。津液与精、血皆由气统摄，所以本证也可视为气虚不固的一个方面。临床辨证时一般以气虚症状加汗、尿、涎、白带等任何一方面排泄而清稀为辨证要点。

7. 气随津脱证

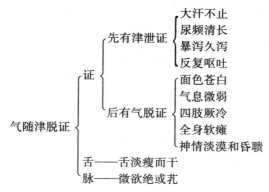

注：本证是津液严重外泄致气脱所表现的危重证候。本证是在津液外泄的症状中又出现了气脱证的表现。气息微弱、神情淡漠和昏瞆、脉微欲绝等是本证的辨证要点。

8. 气滞津停证

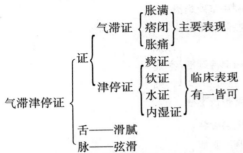

注：本证是气机阻滞致津液内停所表现的证候。本证气滞在先为因，津停所形成的痰证、饮证、水证、内湿证在后为果。其临床症状是气滞证与津液内停证并见，其中尤以头身困重或浮肿、咳喘痰多、呕恶纳呆、脘痞腹胀、小便小利、苔滑腻、脉弦滑为辨证要点。

9. 津血俱亏证

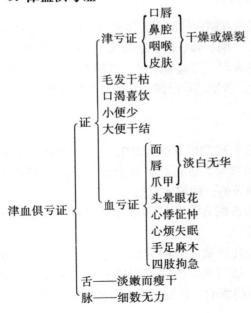

注：本证是津液亏虚和血虚证同时存在的证候。人体内津血既互化又互补，所以津亏可致血虚，血虚也可致津亏，最终形成津亏血虚。其辨证要点是孔窍干燥、尿少、渴饮和面唇淡白、眩晕心悸、舌淡、脉细。

10. 痰瘀互结证

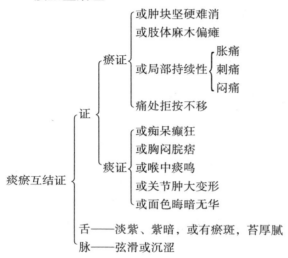

注：本证是由痰浊和瘀血互结而停滞于人体某一部位所引起的证候。临床上互结的部位常见于心、脑、肺、肝、肠及关节等处。诊断要点是既有痰证又有血瘀证的基本表现。以起病缓慢，缠绵难愈，持续性疼痛而拒按不移，肿块紧硬难消，舌紫暗苔厚腻，脉弦滑为辨证要点。

五、脏腑辨证

脏腑辨证是在认识脏腑生理功能和病理变化特点的基础上，将四诊收集的症状和体征及有关资料，进行综合性分析，从而推断疾病所在脏腑的部位、病性、病因等的一种辨证方法。

脏腑辨证是临床基本的诊断方法，是临床各种辨证的基础，是整个辨证体系中的重要组成部分。

脏腑病证是脏腑病理变化反映于外的客观征象，由于每一脏腑各有其各自的生理活动特点，故当某一脏腑发生病变时所表现的临床症状会各不相同，其相互之间的影响、传变也有一定的规律可循。所以，熟悉脏腑的功能特点和病理特点，辨证时才能准确地区分疾病所在的脏腑，把握病情的全局。脏腑辨证包括脏病辨证、腑病辨证、脏腑兼病辨证。

（一）心与小肠病辨证

心居胸中，心包络护卫于外，其脉络下络小肠，与小肠互为表里。心主血脉，其华在面，又主神明，开窍于舌；小肠主受盛化物，分清泌浊。心病常见心悸怔忡、心烦失眠、口舌生疮、狂乱、神昏谵语、脉结代等。小肠病常见小便赤涩灼痛、尿血等。

心病证候常见心气虚、心血虚、心阳虚、心阴虚、心阳暴脱、心脉瘀阻、痰阻脑络、痰蒙心神、痰火扰神、心火充盛。为了好记，笔者编了一首歌：一个暴脱四种虚，一热二痰两种瘀。小肠病证主要是小肠实热证。

1. 心气虚

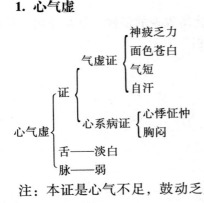

注：本证是心气不足，鼓动乏力所表现的证候。其辨证要点是心悸与气虚症状并见。

2. 心血虚

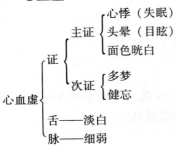

注：本证是心血不足，心失濡养所表现的证候。其辨证要点是心悸、失眠、健忘及其他血虚见症。

3. 心阴虚

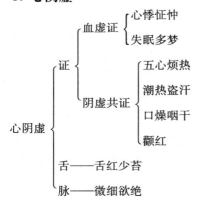

注：本证是心阴不足，虚热内扰所表现的证候。其辨证要点是心悸、心烦、失眠多梦及其他阴虚见症。

4. 心阳虚

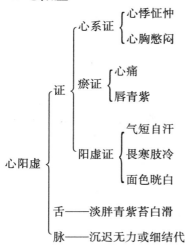

注：本证是心阳虚衰，温运无力，虚寒内生所表现的证候。其辨证要点是心悸怔忡、胸闷或心痛及其他阳虚见症。

5. 心阳暴脱

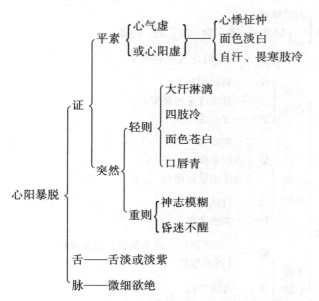

注：本证是阳衰极，阳气暴脱所表现的亡阳证候。其辨证要点是心胸憋闷疼痛，以亡阳证为辨证依据。

心气虚、心阳虚、心阳暴脱三证的鉴别见表 3 – 24。

表 3 – 24　心气虚、心阳虚、心阳暴脱三证的鉴别

证候	相同点	不同点		
		证	舌	脉
心气虚	心气怔忡，胸闷气短，自汗，活动后加重	面色淡白或晄白	舌淡苔白	虚
心阳虚		畏寒肢冷，心痛，面色晄白或晦暗	舌淡胖苔白滑	微细
心阳暴脱		突然冷汗淋漓，四肢厥冷，呼吸微弱，面色苍白，或胸痛暴作，面唇青紫，神志模糊或昏迷	舌淡或淡紫	脉微欲绝

6. 心脉痹阻

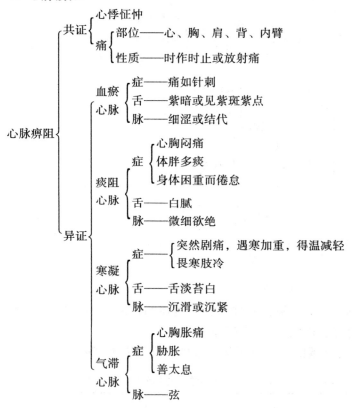

心脉痹阻四证的比较见表 3 – 25。

表 3 – 25　心脉痹阻四证比较表

证候	病机	共同症状	不同处		
			症	舌	脉
心脉痹阻证	心瘀心脉	心悸怔忡，心胸憋闷、作痛，痛引背或内臂，时作时止	痛如针刺	紫暗或有瘀斑、瘀点	细涩
	痰阻心脉		胸中闷痛，体胖痰多，身重因卷	苔腻	脉滑
	寒凝心脉		突然剧痛，得温则减，畏寒肢冷	舌淡	沉紧
	气滞心脉		胀痛，善太息，发作与情志有关	正常	弦

注：本证是血瘀、痰阻、寒凝气滞致心脉闭塞，不通则痛所表现的证候。其辨证要点可参表 3 - 25。

7. 瘀阻脑络

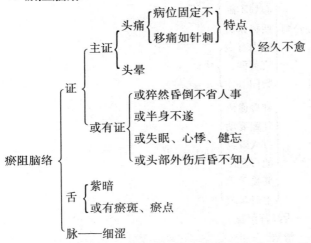

注：本证是因瘀血阻滞脑络所致的以头痛、头晕经久不愈为主的证候。其辨证要点为头痛刺痛不移、头晕经久不愈及其他瘀血见症。

8. 痰蒙心神

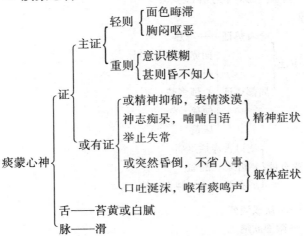

注：本证是以神志失常为主的证候。其辨证要点是抑郁性精神失常与痰浊内盛见症。

9. 痰火扰神

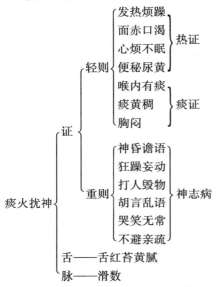

注：本证是因痰火内盛，扰乱心神所致的以神志失常为主的证候。其辨证要点：外感病以高热、痰盛、神昏为辨证要点，内伤病以心烦失眠、神志狂乱、苔腻、脉滑为辨证要点。

10. 心火亢盛

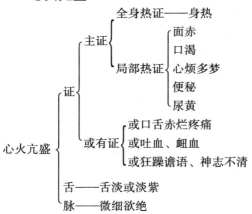

注：本证是心火亢盛，热扰心神所表现的证候。其辨证要点是神志不清、狂躁谵语、舌疮、舌尖红及实热见症。

11. 小肠实热

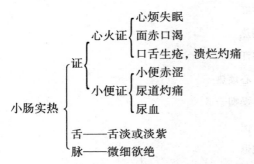

注：本证是心火下移于小肠致小肠里热炽盛所表现的证候。其辨证要点是小便赤涩灼痛与心火炽盛见症。

各型辨病歌：刺痛血瘀闷病痰，胀痛气滞俱病寒。

各型辨证要点歌：血瘀察舌有紫暗，痰阻体胖多有痰。

气滞胁胀善太息，寒凝肢冷常喜暖。

（二）肝与胆辨证

肝位于右胁，胆附于肝，二者经脉相互络属，故有表里之称。肝主藏血，主疏泄，其性升发，喜条达恶抑郁。肝在体主筋，其华在爪，开窍于目。胆主贮存和排泄胆汁以助消化，并与情志活动有关。

肝病证候常见的有肝血虚、肝阴虚、肝火炽盛、肝郁气滞、肝阳上亢、寒滞肝脉、肝风内动。为了好记，笔者编歌如下：两虚双热上亢证，气滞寒滞四种风。胆病证候，常见的有胆郁痰扰证、肝胆湿热证。

1. 肝血虚

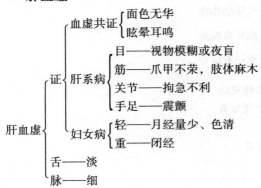

2. 肝阴虚

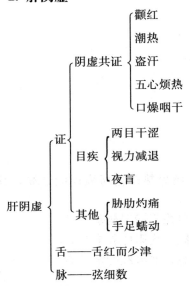

肝阴虚 ┬ 证 ┬ 阴虚共证 ┬ 颧红
│   │   ├ 潮热
│   │   ├ 盗汗
│   │   ├ 五心烦热
│   │   └ 口燥咽干
│   ├ 目疾 ┬ 两目干涩
│   │   ├ 视力减退
│   │   └ 夜盲
│   └ 其他 ┬ 胁肋灼痛
│   └ 手足蠕动
├ 舌——舌红而少津
└ 脉——弦细数

3. 肝火炽盛

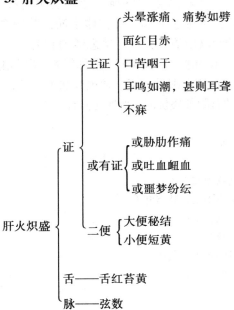

肝火炽盛 ┬ 证 ┬ 主证 ┬ 头晕涨痛、痛势如劈
│   │   ├ 面红目赤
│   │   ├ 口苦咽干
│   │   ├ 耳鸣如潮，甚则耳聋
│   │   └ 不寐
│   ├ 或有证 ┬ 或胁肋作痛
│   │   ├ 或吐血衄血
│   │   └ 或噩梦纷纭
│   └ 二便 ┬ 大便秘结
│   └ 小便短黄
├ 舌——舌红苔黄
└ 脉——弦数

4. 肝郁气滞

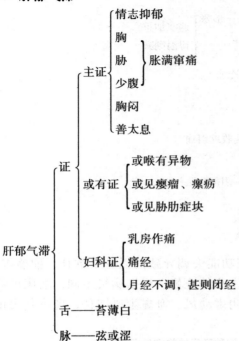

肝郁气滞
- 证
  - 主证
    - 情志抑郁
    - 胸
    - 胁　胀满窜痛
    - 少腹
    - 胸闷
    - 善太息
  - 或有证
    - 或喉有异物
    - 或见瘿瘤、瘰疬
    - 或见胁肋症块
  - 妇科证
    - 乳房作痛
    - 痛经
    - 月经不调，甚则闭经
- 舌——苔薄白
- 脉——弦或涩

5. 肝阳上亢

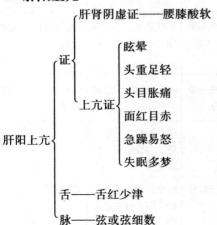

肝阳上亢
- 证
  - 肝肾阴虚证——腰膝酸软
  - 上亢证
    - 眩晕
    - 头重足轻
    - 头目胀痛
    - 面红目赤
    - 急躁易怒
    - 失眠多梦
- 舌——舌红少津
- 脉——弦或弦细数

6. 寒滞肝脉

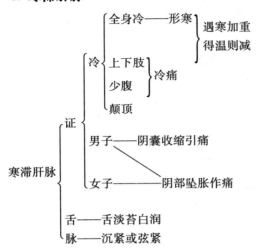

7. 肝风内动　是指肝脏功能失调导致的以眩晕欲仆、抽搐震颤、蠕动等"动""摇"表现为主症的证候。根据病机不同，临床可将其分为肝阳化风、热极生风、阴虚动风、血虚生风四种，现将其表现总结于表3-26。

表3-26　四种肝风的临床表现与鉴别

证候	性质	主症	兼症	舌象	脉象
肝阳化风	上实下虚证	眩晕欲仆，语言謇涩，头摇肢颤，或突然昏倒，不省人事，或有偏瘫	头痛项强，手足麻木，步履不正	舌红苔黄或腻	弦劲有力
热极生风	实热证	四肢抽搐，颈项强直，角弓反张，两目上视，牙关紧闭	高热神昏，躁扰狂乱	舌红绛苔黄燥	弦劲有力
阴虚动风	虚证	手足蠕动，眩晕	午后潮热，五心烦热，口燥咽干，肢体消瘦	舌红少津	弦细数
血虚生风	虚证	手足震颤，肌肉𥆨动，肢体麻木，关节拘急不利	眩晕耳鸣，面白无华，视物模糊或夜盲，爪甲不华	舌淡苔白	细

8. 肝胆湿热

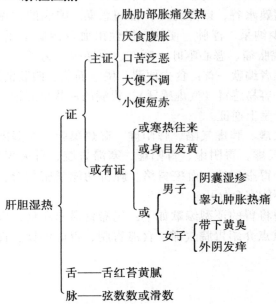

肝胆湿热

证
- 主证
  - 胁肋部胀痛发热
  - 厌食腹胀
  - 口苦泛恶
  - 大便不调
  - 小便短赤
- 或有证
  - 或寒热往来
  - 或身目发黄
  - 或
    - 男子
      - 阴囊湿疹
      - 睾丸肿胀热痛
    - 女子
      - 带下黄臭
      - 外阴发痒

舌——舌红苔黄腻
脉——弦数数或滑数

9. 胆郁痰扰

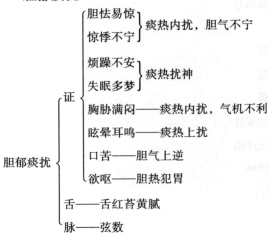

胆郁痰扰

证
- 胆怯易惊
- 惊悸不宁 } 痰热内扰，胆气不宁
- 烦躁不安
- 失眠多梦 } 痰热扰神
- 胸胁满闷——痰热内扰，气机不利
- 眩晕耳鸣——痰热上扰
- 口苦——胆气上逆
- 欲呕——胆热犯胃

舌——舌红苔黄腻
脉——弦数

（三）脾与胃病辨证

脾与胃同居中焦，经脉互为络属，具有表里关系。脾主运化，主统血，主升清，主肌肉四肢，开窍于口，其华在唇，喜燥恶湿。胃为水谷之海，主受纳、腐熟水谷，以降为顺，喜润恶燥。脾病的常见症状有腹胀、腹痛、食少纳呆、浮肿、便溏、慢性出血及内脏下垂等；胃病的常见症状为胃脘胀痛、恶心呕吐、嗳气、呃逆等。为了便于读者记忆脾虚的症状，笔者编歌一首：食少便溏，倦怠面黄。四肢消瘦，肚子腹胀。常自汗出，容易感冒（气虚感冒）。胃病的症状也好记，一个是胃脘腹痛，另一个是上逆证。

脾的常见证有脾气虚、脾虚气陷、脾阳虚、湿热蕴脾、寒湿困脾等。胃的常见证有胃气虚、胃阴虚、胃阳虚、寒滞胃脘、胃火炽盛、食滞胃脘、胃脘气滞、胃虚停饮、血瘀胃络。脾胃功能紧密配合，病变互相累及，其证候不能完全分开。

为了记忆证型，现将胃的证型编歌如下：气滞食滞寒滞证，胃火三虚水瘀停。这里只重点介绍胃脘气滞、食滞胃脘、胃虚停饮、胃阴虚、胃火炽盛六型。

1. 脾气虚

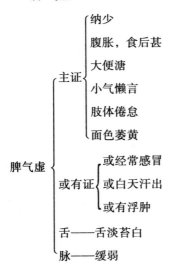

注：本证是脾（胃）气不足使受纳、腐熟运化功能失职所表现的证候。临床上常以胃脘隐痛、腹胀、纳呆、便溏及气虚见症为辨证要点。

2. 脾虚气陷

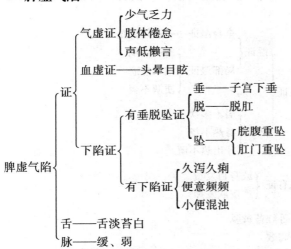

注：本证是在脾虚证的基础上发展为清阳下陷，升举无力所表现的证候。其辨证要点为内脏下垂及脘腹坠胀、久泻久痢，加上脾虚见症。

3. 脾阳虚

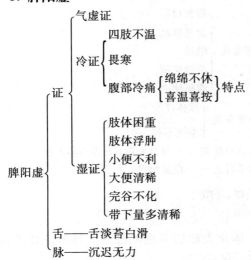

注：本证是脾（胃）阳虚衰，失于温运，阴寒内生所表现的证候。

其辨证要点是脘腹冷痛绵绵，喜温喜按，以及脾胃气虚见症。

4. 湿热蕴脾

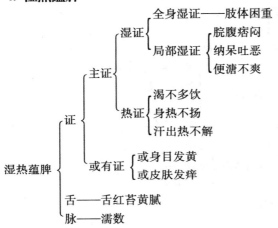

注：本证是湿热内蕴中焦致脾胃运化功能障碍所表现的证候。其辨证要点是脘腹痞胀、口苦厌食及湿热内蕴见症。

5. 寒湿困脾

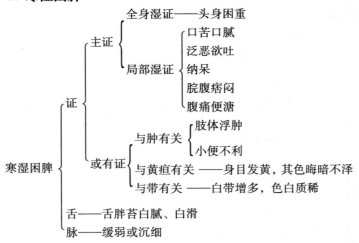

注：本证是寒湿内盛，运化失职所表现的证候。其辨证要点是腹痛腹胀、呕恶便溏及寒湿内停见症。

脾气虚证与其他脾证的关系见图 3－2。

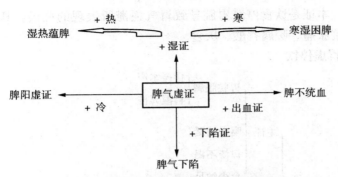

图3-2　脾气虚证与其他脾证的关系

从上图不难看出，所有的脾证都与脾气虚证有关，也可以说各种脾证都有脾气虚的症状，不过多少而已。

6. 胃脘气滞

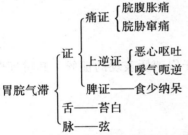

注：本证是邪气犯胃致胃腑气机阻滞所表现的证候。其辨证要点是脘腹胀痛、脘胁窜痛及与情志有关的见症。

7. 食滞胃脘

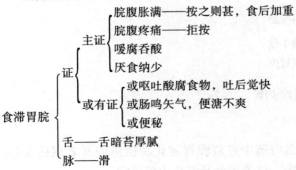

注：本证是饮食停滞胃脘导致胃气逆滞所表现的证候。其辨证要点是胃脘胀痛、嗳腐吞酸、厌食。

8. 胃虚停饮

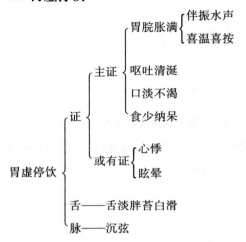

注：本证是胃阳虚弱致水饮停于胃腑所表现的证候。其辨证要点是胃脘胀满伴振水音等虚寒见症。

9. 胃阴虚

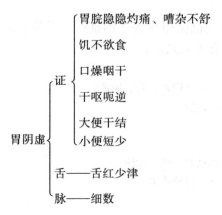

注：本证是湿热内蕴中焦致脾胃运化功能障碍所表现的证候。其辨证要点为脘腹痞胀、口苦厌食及湿热内蕴见症。

10. 胃火炽盛

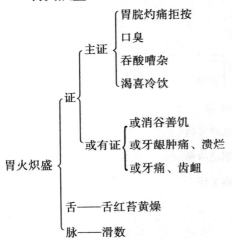

胃火炽盛
- 证
  - 主证
    - 胃脘灼痛拒按
    - 口臭
    - 吞酸嘈杂
    - 渴喜冷饮
  - 或有证
    - 或消谷善饥
    - 或牙龈肿痛、溃烂
    - 或牙痛、齿衄
- 舌——舌红苔黄燥
- 脉——滑数

注：本证是胃中火热炽盛、胃失和降所表现的证候。其辨证要点是胃脘灼痛拒按，牙龈肿痛、溃烂及实热见症。

（四）肺与大肠病辨证

肺居胸中，上连气道、喉咙，开窍于鼻，合称肺系。肺在体合皮，其华在毛，其经脉与大肠相表里。肺主气，司呼吸，朝百脉，主宣发、肃降，通调水道。大肠主传导，排泄糟粕。

肺的病理变化主要为肺的宣降失常，表现为主气司呼吸功能的障碍和卫外功能的失职及水液代谢的病变，常见症状有咳嗽、气喘、咳痰、胸部胀闷或痛、鼻塞流涕、喉痒音哑、浮肿等。大肠病主要以传导功能失常为主要病变，常见症状有便秘、泄泻、腹胀、腹痛、肠鸣矢气、里急后重。

肺病的常见证候有虚实两类，虚证有肺气虚、肺阴虚，实证有风寒束肺、风热犯肺、燥邪伤肺、寒痰阻肺、痰热壅肺、肺热炽盛。为了好记，笔者编歌如下：三种外感两种痰（湿），肺热两虚共八般。大肠病的常见证候有大肠湿热、肠热腑实、肠燥津亏、大肠虚寒、虫积肠道。笔者也给大肠证候编了一首歌：两热津亏大肠干，虫积肠道大肠寒。

1. 风寒束肺

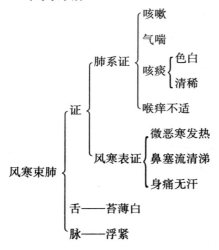

注：本证是风寒外袭肺腑，肺卫失宣所表现的证候。其辨证要点为咳嗽、气喘、痰黄及风热表证见症。

2. 风热犯肺

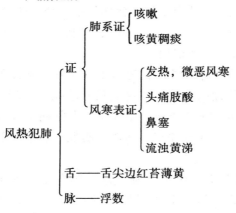

注：本证是风热外袭脏腑，肺卫失宣所表现的证候。其辨证要点为咳嗽、痰黄及风热表证见症。

3. 燥邪伤肺

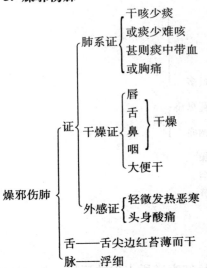

注：本证是燥邪外袭肺腑，肺失清润所表现的证候。其辨证要点为干咳少痰、口鼻干燥及轻微表证见症。

4. 寒痰阻肺

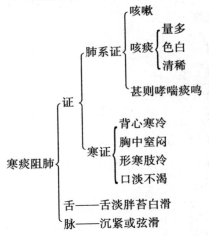

注：本证是寒邪与痰饮结合，壅阻于肺，导致肺失宣降所表现的证候。其辨证要点为咳喘哮鸣，咳痰量多、清稀及实寒见症。

5. 痰热壅肺

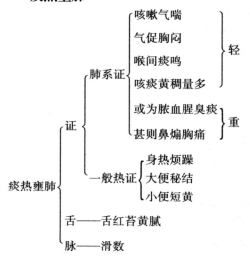

注：本证是痰热蕴结于肺，肺气壅逆所表现的证候。其辨证要点为咳喘、咳痰黄稠或脓血腥臭痰及里实热见症。

6. 肺热炽盛

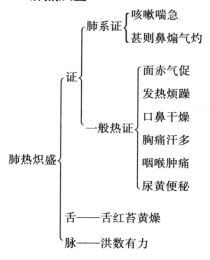

注：本证是肺热壅肺，肺失宣降所表现的证候。其辨证要点是咳喘气急、咽喉肿痛及里热见症。

7. 肺气虚

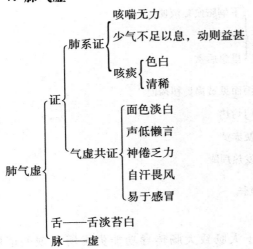

肺气虚 ⎰
- 证
  - 肺系证
    - 咳喘无力
    - 少气不足以息，动则益甚
    - 咳痰 ⎰ 色白 / 清稀
  - 气虚共证
    - 面色淡白
    - 声低懒言
    - 神倦乏力
    - 自汗畏风
    - 易于感冒
- 舌——舌淡苔白
- 脉——虚

　　注：本证是肺气虚弱，卫表不固，宣降无力所表现的证候。其辨证要点是咳喘无力、咳痰清稀及气虚见症。

8. 肺阴虚

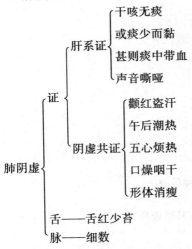

肺阴虚 ⎰
- 证
  - 肝系证
    - 干咳无痰
    - 或痰少而黏
    - 甚则痰中带血
    - 声音嘶哑
  - 阴虚共证
    - 颧红盗汗
    - 午后潮热
    - 五心烦热
    - 口燥咽干
    - 形体消瘦
- 舌——舌红少苔
- 脉——细数

　　注：本证是肺阴亏损，虚热内生所表现的证候。其辨证要点是干咳无痰或痰少而黏及阴虚见症。

9. 大肠湿热

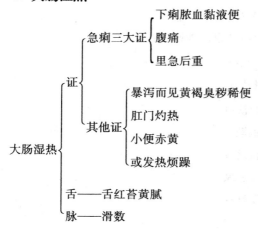

注：本证是湿热蕴结于大肠致大肠传导功能失常所表现的证候。其辨证要点是下痢脓血黏液或暴泻腹痛、里急后重及湿热见症。

10. 肠热腑实

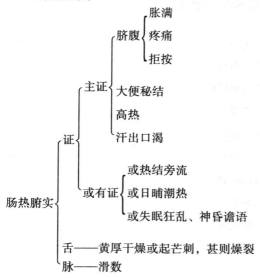

注：本证是热邪与大肠糟粕互结致腑气不通所表现的证候。其辨证要点是腹满硬痛、便秘、里热炽盛。

11. 肠燥津亏

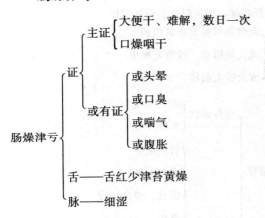

肠燥津亏 { 证 { 主证 { 大便干、难解，数日一次 / 口燥咽干 } 或有证 { 或头晕 / 或口臭 / 或喘气 / 或腹胀 } } 舌——舌红少津苔黄燥 脉——细涩

注：本证是大肠津液亏虚，肠失濡润所表现的证候。其辨证要点是慢性便秘与津亏。

12. 大肠虚寒

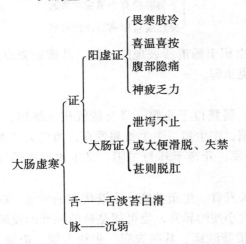

大肠虚寒 { 证 { 阳虚证 { 畏寒肢冷 / 喜温喜按 / 腹部隐痛 / 神疲乏力 } 大肠证 { 泄泻不止 / 或大便滑脱、失禁 / 甚则脱肛 } } 舌——舌淡苔白滑 脉——沉弱

注：本证是大肠阳气虚衰，排便失摄所表现的证候。其辨证要点是泄泻无度、大便失禁及虚寒见症。

13. 虫积肠道

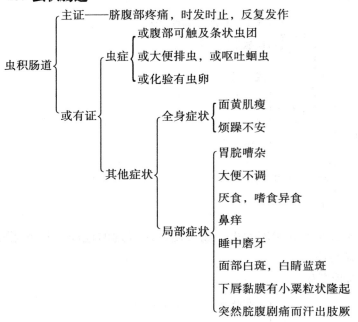

注：本证是蛔虫等寄生虫积于肠道所表现的证候。其辨证要点是脐腹时痛、大便排虫或粪检见虫卵。

（五）肾与膀胱病辨证

肾位于腰部，左右各一。膀胱位于小腹，肾与膀胱相互络属，故称肾与膀胱互为表里。肾藏精，主生殖，主生长和发育，为先天之本。肾主骨，生髓充脑，其华在发，开窍于耳与二阴，又主水、主纳气。膀胱有贮存尿液的功能。

肾的病变主要表现为生长发育、生殖功能、水液代谢的异常。脑、髓、骨及某些呼吸、听觉、大小便的异常，也可能是肾的病变的反映，肾的病变多为虚证，临床以腰膝酸痛、耳鸣失聪、齿松发脱、阳痿遗精、经少经闭、不孕，以及水肿、二便异常为肾病的常见症状。笔者为肾的证型编了一首歌：肾阴肾阳精不足，水泛不固不纳气。膀胱的病变一般只表现为排尿异常及尿液的改变。

1. 肾精不足

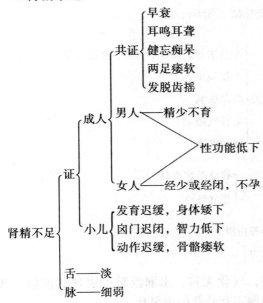

注：本证是肾精不足致生长发育迟缓、生殖功能低下及早衰所表现的证候。其辨证要点是小儿生长发育迟缓、成人生殖功能低下及早衰征象。

2. 肾精不固

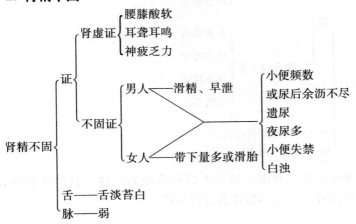

注：本证是肾气亏虚，藏精和摄尿功能失常所表现的证候。其辨证要点是小便失摄症状和滑精、滑胎、浊带。

3. 肾虚水泛

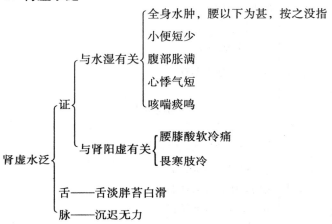

注：本证是肾阳虚衰，气化无权，水邪泛滥所表现的证候。其辨证要点是腰以下水肿、小便不利及肾阳虚见症。

4. 肾不纳气

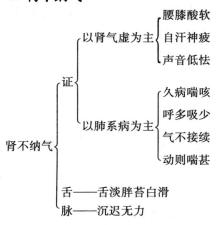

注：本证是肾气亏虚，纳气无权所表现的证候。其辨证要点是久病咳喘，呼多吸少，气不接续及肾虚见症。

5. 肾阴虚

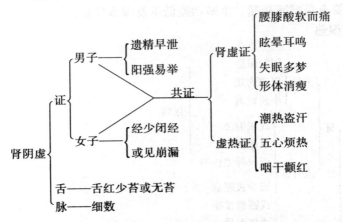

注：本证是肾阴亏虚致有关组织器官失养和虚火内生所表现的证候。其辨证要点是腰酸耳鸣、男子遗精、女子月经失调及阴虚见症。

6. 肾阳虚

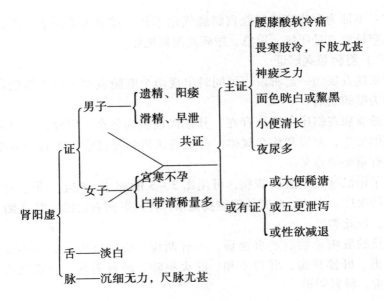

注：本证是肾阳虚衰，其温煦、生殖、气化功能下降所表现的证候。其辨证要点是腰膝冷痛、生殖功能低下及虚寒见症。

7. 膀胱湿热

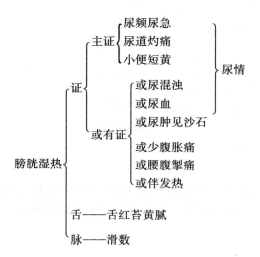

注：本证为湿热蕴结膀胱致膀胱气化不利、排尿失常所表现的证候。其辨证要点是尿频、尿急、尿痛及湿热见症。

（六）脏腑兼病辨证

当疾病发展到一定阶段，可同时出现两个脏腑或两个以上脏腑证候，称为脏腑兼病。

脏腑兼病在临床上广泛存在，其证候也极为复杂。因此，学习脏腑兼病的发生、发展和传变规律，对正确认识和处理临床上各种复杂病情具有重要的意义。

为了记忆这几个脏腑兼病，可用图 3－3 的方法。按心、肝、脾、肺、肾的次序，先从心向其他四脏找关系，再从肝向右边的三脏（腑）找关系，依此类推。

常见的脏腑兼病有心肝血虚、心脾两虚、心肺气虚、心肾不交、心肾阳虚、肝郁脾虚、肝胃不和、肝火犯肺、肝肾阴虚、肺脾气虚、脾肾阳虚、肺肾阴虚。

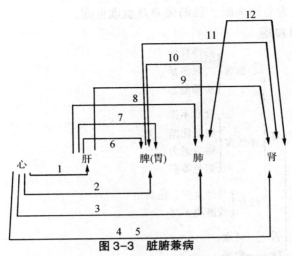

图3-3　脏腑兼病

1. 心肝血虚　2. 心脾两虚　3. 心肺气虚　4. 心肾不交　5. 心肾阳虚　6. 肝郁脾虚
7. 肝胃不和　8. 肝火犯肺　9. 肝肾阴虚　10. 肺脾气虚　11. 脾肾阳虚　12. 肺肾阴虚

1. 心肝血虚

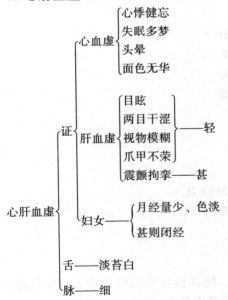

注：本证是指心肝两脏血虚，有关组织器官失养所表现的证候。

其辨证要点为心悸失眠、目筋失养及血虚见症。

2. 心肝血虚

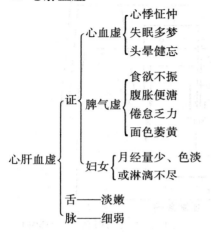

心肝血虚 —
- 证
  - 心血虚
    - 心悸怔忡
    - 失眠多梦
    - 头晕健忘
  - 脾气虚
    - 食欲不振
    - 腹胀便溏
    - 倦怠乏力
    - 面色萎黄
  - 妇女
    - 月经量少、色淡
    - 或淋漓不尽
- 舌——淡嫩
- 脉——细弱

注：本证是心血虚证与脾气虚证同时出现的证候。其辨证要点是心悸失眠、食少便溏、慢性出血和其他气血两虚见症。

3. 心肺气虚

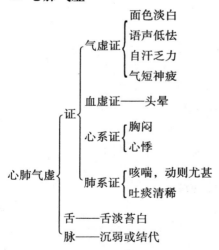

心肺气虚 —
- 证
  - 气虚证
    - 面色淡白
    - 语声低怯
    - 自汗乏力
    - 气短神疲
  - 血虚证——头晕
  - 心系证
    - 胸闷
    - 心悸
  - 肺系证
    - 咳喘，动则尤甚
    - 吐痰清稀
- 舌——舌淡苔白
- 脉——沉弱或结代

注：本证是心肺两脏气虚，使其自身功能减退所表现的证候。辨证要点是心悸咳喘、胸闷气短及气虚见症。

4. 心肾不交

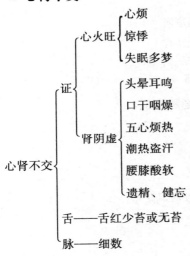

注：本证在以往的教材书是指肾阴虚、心火旺所表现的证候，而21世纪课程教材中医诊断学（第七版）是指心肾阴虚火旺所表现的证候。前者指虚实夹杂证，后者是指纯虚证。其辨证要点是心烦、惊悸、失眠多梦、腰膝酸软、遗精及阴虚见症。

5. 心肾阳虚

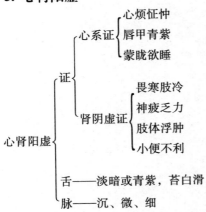

注：本证是心肾阳气俱虚，温熙失职所表现的证候。其辨证要点是心悸怔忡、浮肿尿少及虚寒见症。

6. 肝郁脾虚

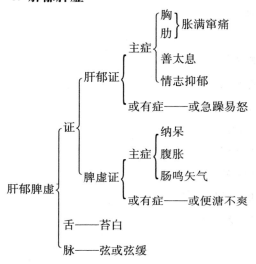

注：本证是肝郁乘脾，脾失健运所表现的证候。其辨证要点是胸胁胀满窜痛、善太息、纳呆便溏等。

7. 肝胃不和

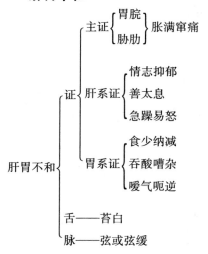

注：本证是肝郁气滞，横逆犯胃，胃失和降所表现的证候，也叫肝气犯胃证。其辨证要点是胃脘胁肋胀满窜痛、嗳气吞酸。

8. 肝火犯肺

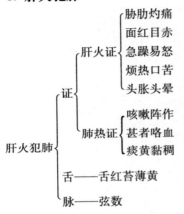

肝火犯肺
- 证
  - 肝火证
    - 胁肋灼痛
    - 面红目赤
    - 急躁易怒
    - 烦热口苦
    - 头胀头晕
  - 肺热证
    - 咳嗽阵作
    - 甚者咯血
    - 痰黄黏稠
- 舌——舌红苔薄黄
- 脉——弦数

注：本证是肝郁化火，上逆灼肺，肺失清肃所表现的证候。其辨证要点是咳嗽或咯血、胁肋灼痛、急躁易怒与实热证共见。

9. 肝肾阴虚

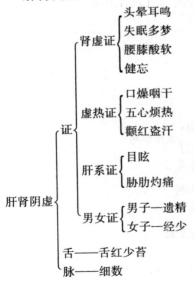

肝肾阴虚
- 证
  - 肾虚证
    - 头晕耳鸣
    - 失眠多梦
    - 腰膝酸软
    - 健忘
  - 虚热证
    - 口燥咽干
    - 五心烦热
    - 颧红盗汗
  - 肝系证
    - 目眩
    - 胁肋灼痛
  - 男女证
    - 男子——遗精
    - 女子——经少
- 舌——舌红少苔
- 脉——细数

注：本证是肝肾两脏阴液亏虚，虚热内扰所表现的证候。其辨证要点是眩晕耳鸣、腰膝酸软、胁痛失眠与虚热证共见。

10. 脾肺气虚

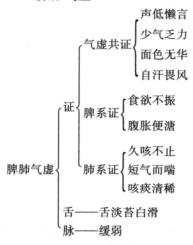

注：本证是脾肺两脏气虚与脾肺功能减退所表现的证候。其辨证要点是食少腹胀便溏、咳喘气短、吐痰与气虚证共见。

11. 脾肾阳虚

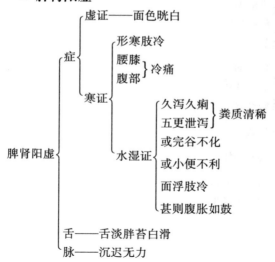

注：本证是脾肾两脏阳虚，温化失职所表现的证候。其辨证要点是腰腹冷痛、久泻久痢、浮肿与虚寒证共见。

12. 肺肾阴虚

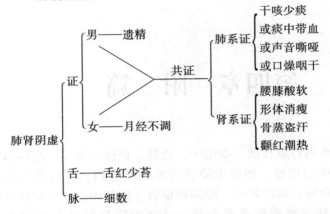

注：本证是肺肾两脏阴液亏虚，虚火内扰所表现的证候。其辨证要点是干咳少痰、音哑、遗精、月经不调与虚热证共见。

第四章　附　篇

本书的重点内容放在前三章论舌、说脉、谈证中介绍，而四诊中的闻诊、切诊中的按诊、望诊中除望舌外的其他内容，以及三焦辨证、卫气营血辨证、六经辨证、经络辨证放在附篇中介绍。这样既保证了证、舌、脉三要素的重点介绍，又使中医诊断学的内容更加完整。

第一节　整体望诊与局部望诊

望诊是医生运用视觉观察病人的全身和局部的表现、舌象及排出物等，以收集病情资料的诊察方法。望诊在中医诊断中占有重要的地位，历代医家都十分重视望诊的作用。因此，必须掌握中医基础理论，培养和训练自己敏锐正确的观察能力，善于总结望诊经验，才能娴熟地使用望诊技术。

望诊的内容包括全身望诊（望神、色、形、态）、局部望诊（望头面、五官、躯体、四肢、皮肤等）、望小儿指纹，望舌、望排出物（望痰涎、呕吐物、大便、小便等）五个部分。在临床望诊中望舌十分重要且比较常用，故放在第一章中做重点介绍，本节主要介绍望诊中的全身望诊及除望舌外的其他局部望诊，以及望小儿指纹等内容。

一、整体望诊

（一）望神

神是人体活动总的外在表现。神有广义和狭义之分。广义的神是对生命活动表现于外的各种现象的高度概括。狭义的神是指人的意识、思维、精神、情感活动。此处望诊包括广义和狭义之神。望神在判断疾病中意义重要，因为神与精气密切相关。精充气足则体健神旺，抗病力强；精亏气虚则体弱神衰，抗病力弱。望神重点在于观察眼神、神情、气色和体态，其中眼神尤为重要。望神的结果可分为得神、少神、失神、假神四类。

1. 得神 是精气充足、体健神旺的表现，又称有神。

临床表现：精神良好，神志清楚，反应灵敏，两目灵活，明亮有神，面色红润，表情自然，体态正常，动作自如，呼吸平稳。

临床意义：反映脏腑精气充足，正气强盛，生命活动正常，为健康的表现。即使有病，也是精气未伤，正气未衰，主病轻浅，预后良好。

2. 失神 是神气严重衰败的表现。

临床表现：神情萎靡，反应迟钝，目光无彩，面色晦暗，呼吸气微，形态羸瘦，行动艰难，甚则神志不清，言语错乱，循衣摸床，或神昏谵语，手撒，遗尿等。

临床意义：前者提示正气大伤，脏腑功能严重衰减，多见于大病、久病者，主病重，预后不良。后者提示邪气亢盛，脏腑功能严重障碍，病情危重，预后不良。

3. 少神 是精气不足、神气不旺的表现。

临床表现：精神不振，两目无神，面色少华，肌肉松软，倦怠乏力，少气懒言，动作迟缓。

临床意义：提示正气不足，精气轻度损伤，脏腑功能减弱。常见于疾病较轻或疾病恢复期的病人。

4. 假神 是指久病、重病者，突然出现某些症状短暂"好转"的现象。

临床表现：久病、重病者，原本不欲言语，语声低微，突然言语不休，语声高朗；原来意识不清，精神衰微，突然精神转"佳"，意识清楚；原来面色无华，突然两颧泛红等。

临床意义：提示脏腑精气消耗殆尽，正气将绝，阴不敛阳，虚阳外越，是阴阳即将离决之象，主病危。古人比喻假神为"回光返照"

"残灯复明"。

（二）望色

望色是医生通过观察病人面部及全身皮肤色泽变化来诊察病情的方法。临床一般以望面部色泽为主，故本节重点叙述望面色。望面部色泽之所以能够判断疾病，是因为面部血脉分布丰富。另外，面部皮肤薄嫩，体内之气的盛衰变化最易通过面部色泽变化显露出来。观察面部色泽一可判断气血的盛衰，二可识别病邪的性质，三可确定疾病的部位。所以，观察面部色泽对疾病诊断具有十分重要的意义。

1. 常色与病色 常色即健康人面部的常见色泽。中国人属黄种人，正常面色是红黄隐隐，明润含蓄，这是人体精充神旺，气血津液充足，脏腑功能正常的表现。此外，受四季气候、昼夜情绪、饮酒、剧烈运动、环境职业、年龄等因素影响，面色有个体差异，属客色，也属正常生理现象。病色即人体在疾病状态下面部出现的色泽。病色大致可分青、赤、黄、白、黑五种，分别提示不同脏腑或不同性质的疾病。

2. 五色主病的主要表现和意义

（1）青色：主寒证、痛证、瘀证、肝病、惊风等。面色苍白带青，多属寒邪外袭或阴寒内盛。面色青灰，口舌青紫，多属心气不足，胸阳不宣。面色青紫，胸胁疼痛，多为肺气壅塞。小儿高热，面色青紫伴两眉、鼻柱、口舌周围青紫，多属惊风或惊风之兆。

（2）赤色：主热证，也见于戴阳证。满面通红，多见于外感发热或脏腑阳盛之实热证。若仅见两颧潮红，色泽鲜艳，多属阴虚阳亢之虚热证。若病重者面色苍白，但时时泛红如妆，其色浮于皮面，称为戴阳证，属危重之象。

（3）黄色：主虚证、湿证。面色淡黄，枯槁无华，属脾胃气虚，运化失司，气血不足。面色淡黄而虚浮，多因脾失健运，湿泛肌肤所致。如面、目、肌肤俱黄，则为黄疸，其中，色黄而鲜明如橘皮者为阴黄，属寒湿内停，困扰脾阳所致。

（4）白色：主虚证、寒证、失血证。面色㿠白而虚浮为阳气不足，面色淡白而消瘦为营血亏虚，面白无华而略黄为气血俱虚。若暴病面

6

色苍白，常为阳气暴脱，血行迟滞之象。若面色苍白，腹痛剧烈，多因阴寒凝滞，经脉拘急所致。

（5）黑色：主肾虚证、瘀血证、水饮证。若面部色黑暗淡，无论病之新久，皆属肾虚。面部色黑，肌肤甲错，为瘀血证。目眶周围晦暗，常为肾虚水泛的痰饮病。

（三）望形体

机体外形的强弱与内脏功能的盛衰是统一的。一般来说，内盛则外强，内衰则外弱。所以，观察病人形体之强弱胖瘦，可以测知其内脏的虚实、气血的盛衰、邪正的消长。

望形体主要观察形体的强弱胖瘦，其具体内容见表4-1。

表4-1　望形体的内容

形体	特征	临床意义
强	骨骼粗大，胸廓宽厚，肌肉充实，皮肤润泽	内脏坚实，气血旺盛，抗病力强
弱	骨骼细小，胸廓狭长，肌肉消瘦，皮肤枯槁	内脏脆弱，气血不足，抗病力弱
胖	体胖能食，肌肉坚实，神旺有力	行气有余，属精气充足，身体健康
胖	体胖食少，肉松皮缓，神疲乏力	形盛气虚，属阳气不足，多痰多湿
瘦	体瘦颧红，皮肤焦干	形瘦阴虚，属阴血不足，内有虚火
瘦	久病卧床不起，骨瘦如柴	脏腑精气衰竭，气液干枯，属病危

（四）望姿态

望姿态，即观察病人的动静姿态及形体的异常动作，以测知内在疾病的诊断方法。病人的动静姿态、体位动作都是疾病病理变化的外在反映。不同的疾病可表现出不同的动态，总的来看，是根据"阳主动，阴主静"的原则，来窥知人体阴阳盛衰和病势顺逆的。望姿态的内容包括姿势异常、动态异常和衰惫姿态，其详细内容如下。

姿势异常
- 坐而喜仰，喘粗痰多——多属肺气上逆
- 坐而喜卧，少气懒言——多属肺虚气弱
- 卧时面常向外，跳动不安，身轻转侧自如——多属阳、热、实证
- 卧时面常向里，喜静懒言，身重不能转侧——多属阴、寒、虚证
- 卧时伸足，掀去衣被——多属实热证
- 蜷卧缩足，喜加衣被——多属虚寒证
- 但坐不得卧，卧则气逆——多属喘咳肺胀或水饮停于胸腹

动态异常
- 四肢抽搐，角弓反张——为肝风内动
- 脸、唇、指、趾颤动——为动风先兆，或气血不足，筋脉失养。
- 若猝然神昏，口眼㖞斜，半身不遂——为中风入脏
- 若神志清楚，仅半身不遂或口眼㖞斜——为风中经络或中风后遗症
- 猝倒而口开，手撒，遗尿——为中风脱证
- 猝倒而牙关紧闭，两手握固——为中风闭证
- 恶寒战栗——伤寒欲作战汗，或为疟疾
- 盛夏猝倒，面赤汗出——多为中暑
- 素体虚，突然昏倒，伴面色苍白、呼吸微弱、汗出多——为气脱
- 大失血而突然昏倒，伴面色苍白、血压下降——为血脱
- 大怒而突然倒地，双目紧闭，全身僵直或四肢不规则舞动，意识不丧失，躯体症状在暗示影响下改变或消失 ⎬ 为气厥
- 突然昏倒，不省人事，伴四肢抽筋，口吐白沫，有怪叫声，移时苏醒，醒后如常 ⎬ 为痫病

衰惫姿态
- 肢体筋脉迟缓，痿软无力，丧失功能，日久肌肉萎缩——为痿病
- 关节疼痛或肿胀变形，活动障碍——为痹病
- 双手扪心，闭目不语——多见于心虚怔忡
- 以手护腹，弯腰曲身——多属腹痛
- 后背弯曲，两肩下垂——心肺、宗气将衰惫之象
- 头低垂，目陷无光——精气、神明将衰惫之象
- 腰酸软疼痛，不能转动——肾将衰惫之象
- 两膝屈伸不利，行则俯身扶物——筋将衰惫之象
- 不能久立，行则振摇不稳——骨将衰惫之象

二、局部望诊

局部望诊是在整体望诊的基础上，根据病情及诊断的需要，对病

人某些局部异常变化进行有重点、细致的观察，以测知所在脏腑的病变情况。局部望诊包括望头面部、五官、躯体、四肢、皮肤等部位的神、色、形、态的改变。

（一）望头面部

望头面部主要望头形、小儿囟门、头部动态、头发，可以诊察肾、脑的病变和脏腑精气的盛衰。望面部主要望整个面部，可了解脏腑精气的盛衰和其他疾病。

望面部的内容及临床意义见表4－2。

表4－2　望面部的内容及临床意义

	主要表现	临床意义
面肿	面部浮肿	水肿病
	颜面红肿甚，灼热疼痛，压之褪色，目不能睁	抱头火丹，重者头肿如斗，称为大头瘟。多为热毒内结，血热壅盛，或感染时疫，火毒上攻，毒邪内结
腮肿	一侧或两侧腮部以耳垂为中心肿起，边缘不清，按之有柔韧感或压痛	痄腮，为外感温毒之邪所致，多见于儿童，属传染病
	颔下、颊上、耳前发红肿起，伴有寒热疼痛	发颐，为阳明热毒上攻所致
面削颧耸	面部肌肉消瘦，两颧高耸，眼窝、面颊凹陷，每与"大骨枯槁，大肉陷下"并见	属气血虚衰，脏腑精气耗竭，多见于慢性病的危重阶段
口眼㖞斜	单见一侧口眼㖞斜而无半身瘫痪，患侧面肌弛缓，额纹消失，眼不能闭合，鼻唇沟变浅，口角下垂，向健侧㖞斜	风邪中络
	口角㖞斜兼半身不遂	中风病，为肝阳上亢，风痰闭阻经络所致
特殊面容	惊恐貌（病人面部表情惊恐）	多见于小儿惊风、狂犬病和瘿瘤等
	苦笑貌（由于面肌痉挛所呈现的痉笑面容）	多见于新生儿脐风、破伤风等
	狮面（面部出现凸凹不平的结节）	见于麻风病

（二）望五官

五官是目、鼻、耳、唇、口、齿龈、咽喉和舌等头部器官的统称。《灵枢·五阅五使》说："鼻者，肺之官也；目者，肝之官也；口唇者，脾之官也；舌者，心之官也；耳者，肾之官也。"故诊察五官的异常变化，可以了解脏腑病变。望舌在第一章已介绍过，本节主要论述目、鼻、耳、唇、口、齿龈、咽喉的望诊内容。

1. 望目　望目的内容及临床意义见表4－3。

表4－3　望目的内容及临床意义

	主要表现	临床意义
目神	眼睛黑白分明，神采内含，神光充沛，有眵有泪，视物清晰	有神，虽病易治
	白睛暗浊，黑睛色滞，失却精彩，浮光暴露，无眵无泪，视物模糊	无神，病属难治
目色	目赤肿痛	实热证
	目眦赤痛	心火
	白睛赤	肺火
	白睛黄	黄疸
	目胞皮红湿烂	脾火
	全目赤肿	肝经风热
	目眦淡白	血亏
	目胞上下鲜明	痰饮病
	目胞色晦暗	肾虚
	黑睛灰白混浊	为目生翳，多因邪毒侵袭或肝胆实火上攻，或湿热熏蒸，或阴虚火炎等，使黑睛受伤所致。
	中老年人目内眦部位的白睛出现稍隆起的淡黄色斑块	为脂肪沉着，乃湿热内郁或酗酒所致
	角膜边沿及周围出现灰白色的混浊环	为老年环，多见于老年人，由肝肾亏虚所致

续表

	主要表现	临床意义
目形	目胞浮肿	水肿病
	眼窝凹陷	伤津耗液或气血不足，重则阴阳竭绝
	眼生翳膜	多由六淫邪毒外侵，或内有食滞、痰火、湿热等，或七情郁结，脏气虚损，或由外伤所致
	眼球突起	见于肺胀或瘿肿，单眼突出多属恶候
	胬肉攀睛	心肺二经风热壅盛，经络瘀滞，或脾胃湿热蕴蒸，血滞于络，或肾阴暗耗，心火上炎
	针眼、眼丹	风热邪毒或脾胃蕴热上攻于目
目态	瞳孔缩小	肝胆火炽，或为中毒
	瞳孔散大	肾精耗竭，属病危
	瞳目直视	脏腑精气将绝，属病危
	戴眼反折	肝风内动
	横目斜视	肝风内动，外伤，先天性
	闭目障碍	瘿瘤或风中面络
	昏睡露睛	脾胃虚衰，胞睑失养
	胞睑下垂	脾气虚衰或外伤

2. 望鼻 望鼻部异常表现及其临床意义如下。

色泽
- 鼻端微黄明润——为胃气未衰或胃气来复
- 鼻端晦暗枯槁——属胃气已衰，病重
- 鼻端色白——属气血亏虚或失血
- 鼻端色赤——多属肺胃蕴热
- 鼻端色微黄——为肾虚寒水内停之象
- 鼻端色青——多见于阴寒腹痛之人，若鼻端发凉则属病重

形态 {
鼻红肿生疮——多属胃热或血热
鼻端生红色粉刺——酒渣鼻，多因肺胃积热所致
鼻柱塌陷——多见于梅毒病人
鼻柱塌陷，眉毛脱落——多见于麻风病人
鼻翼煽动——多属肺热或哮喘病
}

动态 {
鼻塞流清涕——外感风寒
鼻塞流浊涕——外感风热
鼻塞流腥臭脓涕——鼻渊，为外感风热或胆热上攻所致
鼻内出血——鼻衄，多因肺胃蕴热，灼伤鼻络所致
鼻孔内赘生柔软、半透明的光滑小
肉体撑塞鼻孔，气息难通 } 鼻息肉，多因湿热壅塞鼻窍所致
}

3. 望口唇、齿龈

（1）望口唇异常表现及其临床意义：

色泽 {
唇色淡白——多属血虚、失血
唇色深红——热盛
口唇红肿而干——多属热极
口唇樱桃红色——多为一氧化碳中毒
口唇青紫——血瘀证
口唇青黑——多为寒盛或痛极证
}

形态 {
口唇干裂——津液耗伤
口唇糜烂——脾胃积热
口角流涎——小儿多属脾虚湿盛，成人多为中风
唇内和口腔黏膜见灰白色小溃疡——口疮
满口糜烂——口糜，为心脾积热上蒸所致
}

动态 {
口张（口开而不闭）——多为虚证
口噤（口闭而难开）——多为实证，见于惊风、痉病、破伤风。
口撮（上下口唇紧聚）——多见新生儿脐风或破伤风
口僻（口角偏向一侧）——多见于中风
口振（战栗鼓颔，口唇振摇）——多为阳衰寒盛，见于伤寒病或疟疾发作
口动（口频繁开合，不能自禁）——为胃气虚弱之象
}

（2）望齿龈异常表现及其临床意义：

齿 {
牙齿干燥——胃阴大伤
牙齿光燥如石——阳明热盛，津液大伤
牙齿燥如枯骨——肾阴枯竭，精不上荣
牙齿松动，齿根外露——肾虚或虚火上炎
牙齿枯黄脱落——久病，多为骨绝，属病重
牙关紧闭——风痰阻络或热极动风
咬呀龄齿——动风，将成痉病
睡中龄齿——胃热或虫积
}

齿龈 {
齿龈淡白——血虚或失血
齿龈红肿疼痛或兼出血——胃火上亢，或胃火上炎
齿龈色淡，龈肉萎缩——肾虚或胃阴不足
齿龈不红不痛，微肿出血——脾虚血失统摄
齿龈溃烂，流腐臭血水，} 牙疳之凶候，多因外感疫疠之
甚则唇腐齿落 } 邪余毒未清，积毒上攻所致
}

4. 望咽喉 望咽喉异常表现及其临床意义如下。

红肿 {
咽喉部深红，肿痛明显——多属实热证
咽部色红娇嫩，肿痛不显——多属肾阴不足，虚火上炎
咽喉漫肿，色淡红——痰湿停聚
咽喉一侧或两侧喉核红肿疼痛，溃 } 乳蛾，多因肺胃热盛所致
烂处有黄白色脓点，浓汁擦之易去 }
咽喉部红肿高突，疼痛剧烈，身发寒热——喉痈
}

成脓 {
咽部肿势高突，色深红，周围红晕紧束，发热不退——脓已成
咽部色浅淡，肿势散漫，无明显界限，疼痛不甚——未成脓
}

溃烂 {
咽部溃烂分散表浅——肺胃热较轻或虚火上炎
溃烂成片或凹陷——肺胃热毒壅盛
咽部溃腐日久，周围淡红或苍白——虚证
}

伪膜 {
咽部溃烂处表面有一层黄白或灰白膜，称为伪膜。} 肺胃热盛
伪膜松厚，容易拭去，去后不复生 }
伪膜坚韧，拭之不去，重剥出血，} 白喉，为肺胃
很快复生 } 热毒伤阴而成
}

（三）望躯体

望躯体包括望颈项、望胸胁、望腹部、望腰背。望躯体异常表现及其临床意义如下。

颈项
- 颈前结喉处有肿物突起，或大或小，成单侧或双侧，可随吞咽而上下移动——瘿瘤，多由肝郁气结痰凝所致
- 颈侧颌下有肿块如豆，累累如串珠——为瘰疬，多由肺肾阴虚，虚火灼津，结成痰核
- 颈部拘紧或强硬（颈强）
  - 兼有恶寒发热——风寒袭表，经期不利
  - 兼壮热、神昏、抽筋——温病火邪上攻或脑髓有病
  - 兼头晕——阴虚阳亢或经气不利
- 颈项弱软，抬头无力（项软）
  - 小儿项软——先天不足，肾精亏损，或后天失养，可见于佝偻病
  - 久病，重病项软——脏腑精气衰竭之象，病危
- 颈脉动象
  - 安静时颈动脉搏动明显——肝肾阴虚，肝阳上亢
  - 半卧位或坐位时颈动脉怒张，平卧更甚——见于水肿或鼓胀病人

胸胁
- 外形
  - 扁平胸——多见于形瘦之人或肺肾阴虚、气阴两虚者
  - 桶状胸——可见于肺胀病，多为久病咳喘，肺肾气虚
  - 鸡胸，漏斗胸，肋如串珠——先天不足，后天失养，多为佝偻病
  - 胸廓两侧不对称——多见于肺痿、悬饮病、气胸等
  - 妇女哺乳期乳房红肿热痛，乳汁不畅，甚则破溃流脓，身发寒热——乳痈，多因肝气不舒，胃热壅盛
- 呼吸
  - 吸气时间延长——吸气困难，多见于急喉风、白喉重症等
  - 呼气时间延长——呼气困难，见于哮喘、肺胀等
  - 呼吸急促，胸廓起伏显著——实热证
  - 呼吸微弱，胸廓起伏不显著——虚寒证
  - 呼吸节律不整——肺气虚衰，病重

腹部 {
   腹部膨隆 {
      单腹膨隆，四肢消瘦——膨胀，为肝气郁滞，湿阻血瘀所致
      腹部胀大，周身俱肿——水肿，为肺脾肾功能失调，水湿泛溢肌肤所致
      腹局部膨隆——积聚
}

腹部凹陷 {
   形体消瘦——脾胃虚弱，气血不足
   腹皮甲错，深凹着脊——精气耗竭，病危
}

腹壁青筋暴露——属鼓胀病，多为肝郁血瘀

新生儿脐部色青或黑，局部发硬——脐风危症

婴幼儿脐部红肿糜烂或流脓水——脐疮，属脐部不洁，湿热蕴结
}

腰背部 {
   驼背或龟背——肾气亏虚、发育不良或颈椎病，也可见于老年人
   后背弯曲，两肩下垂——脏腑精气虚衰
   脊柱侧弯——坐姿不良或肾精亏损、发育不良
   腰部拘急疼痛，活动受限——为寒湿侵袭或跌打闪挫所致
   角弓反张兼颈项强直、四肢抽筋——见于肝风内动或破伤风等
   极度消瘦致脊骨突出似锯——脊疳，见于中风精气亏损或慢性重病病人
}

（四）望四肢

望四肢，包括望上肢和下肢的动态和形态的表现，可探测内在脏腑及其经脉的病变。望四肢的异常表现及其临床意义见表4－4。

表4－4 望四肢的异常表现及其临床意义

异常表现			临床意义
形态	肌肉萎缩		痿病，中风偏瘫等，多因气血亏虚或经络闭阻，肢体失养
	四肢肿胀		水肿病
	膝部肿大	膝部红肿疼痛、屈伸不利	热痹，风湿日久化热所致
		膝部肿大，胫骨消瘦，形如鹤膝	鹤膝风，寒湿久留，气血亏损所致
		膝部紫暗、漫肿疼痛	外伤所致，膝骨或关节受损

异常表现			临床意义
形态		小腿青筋暴露	寒湿内侵，络脉血瘀
	下肢畸形	膝内翻（"O"形腿），膝外翻（"X"形腿）	先天不足，肾气不充，或后天失养，发育不良
		足内翻，足外翻	
	掌腕异常	手掌瘦薄	脏气不足
		掌腕肌肤干涩	津液不足
		手掌水疱、脱屑、粗糙、变厚、干燥破裂且痒	鹅掌风，风湿蕴结或血虚风燥所致
		鱼际大肉削脱	胃无生气
	手指变形	指关节呈梭状畸形，活动受限	梭状指，风湿久蕴，筋脉拘挛所致
		指（趾）端膨大如杵	杵状指，心肺气虚，血瘀痰阻所致
动态		肢体痿废	痿病，中风，截瘫等
		四肢抽筋	肝风内动，筋脉拘挛
		手足拘急	寒邪凝滞或气血亏虚，筋脉失养
		手足颤动	血虚筋脉失养或饮酒过度，或动风之兆
		手足蠕动	脾胃气虚，筋脉失养，或阴虚动风
		扬手掷足	内热亢盛，热扰心神
		循衣摸床，撮空理线	病重失神之象

（五）望二阴

　　二阴包括前阴和后阴。前阴为生殖和排尿器官，后阴指肛门。观察前阴应注意男性阴茎、阴囊、睾丸等是否正常。观察女性要有明确的适应证，由妇科医生负责检查，并需在女护士陪同下进行。望二阴的内容及临床意义如下。

前阴
├─ 男性阴囊、女性阴户肿胀
│　├─ 阴囊肿大而透明，称为"水疝" ┐
│　├─ 阴囊肿大而不透明、不坚硬，称为"狐疝" ├─ 疝气，多由肝郁、湿热、气虚或劳累、寒湿侵袭所致
│　├─ 阴肿不痛不痒——水肿病
│　└─ 阴囊或阴户红肿疼痛——肝经湿热下注 ┘
│
├─ 外阴收缩——男子阴囊或女子阴户收缩，多由寒凝肝脉，拘急收引所致
│
├─ 外阴湿疹——男子阴囊或女子阴唇起疹 ┐肾囊风，女阴湿疹，多由肝经
│　　　　　　　瘙痒灼痛，湿润或有渗液 ┘湿热下注，风邪外袭所致
│
├─ 外阴生疮
│　├─ 前阴部生疮或有硬结破溃 ┐阴疮，多由肝经湿热下注
│　├─ 腐烂，时流脓水或血水 ├─ 或感染梅毒所致
│　└─ 若硬结处溃后呈菜花状，有腐臭味，为癌肿，病属难治
│
├─ 阴户有物突出——妇女阴户中有物突出如梨状，为阴挺，多由脾虚中气下陷或产后劳伤所致
│
└─ 睾丸异常——小儿睾丸过小或触不到，为先天发育不良或痄腮后遗症

后阴
├─ 肛痈——肛门周围局部红肿疼痛破溃流脓，为湿热下注或外感邪毒
│
├─ 痔疮——肛门内外生紫红色柔软肿块，突起如痔，为肠中湿热或血热肠燥
│
├─ 肛裂
│　├─ 肛门、肛管皮肤黏膜有狭长裂伤， ┐多由血热肠燥或阴津不足所致
│　└─ 可伴有小溃疡，排便时疼痛流血 ┘
│
├─ 肛瘘——肛痈或痔疮溃久不敛形成瘘管，多由湿热或血热等所致
│
└─ 脱肛——直肠或直肠黏膜组织自肛门脱出，为脾虚中气下陷

（六）望皮肤

皮肤居一身之表，为机体御外之屏障。脏腑气血通过经络荣养皮肤，故凡感受外邪或内脏有病，皆可引起皮肤的异常改变。望皮肤时要注意观察皮肤的色泽、形态的异常变化，这对诊断疾病意义重大。望皮肤的异常表现及其临床意义见表4－5。

表4-5 望皮肤的异常表现及其临床意义

异常表现				临床意义
色泽	皮肤发赤	皮肤突然鲜红成片，如燃脂涂丹，为丹毒	发于头面者 抱头火丹	发于上部者多由风热化火所致，发于下部者多因湿热化火而成，亦有外伤染毒而引起者
			发于小腿足部 流火	
			发于全身，游走不定 赤游丹	
	皮肤发黄	皮肤、面目、爪甲皆黄，明显地超出常人之黄，是黄疸病	黄色鲜明如橘皮色，伴有汗、尿色深黄如黄柏汁，口渴而舌苔黄腻	阳黄，多由脾胃或肝胆湿热所致
			黄色晦暗如烟熏，伴有畏寒、口淡、苔白腻等	阴黄，多由脾胃为寒湿所困所致
	皮肤紫黑		皮肤黄中显黑，黑而晦暗	黑疸或女劳疸，多由劳损伤肾而来
	皮肤白斑		四肢、面部等处出现白斑，大小不等，界限清楚，病程缓慢	白驳风，多由风湿侵袭，气血失和，血不荣肤所致
形态	皮肤干燥		皮肤干枯无华，甚至破裂、脱屑	阴津已伤，营血亏虚，肌肤失养
	肌肤甲错		皮肤干枯粗糙，状若鱼鳞	血瘀日久，肌肤失养
	皮肤硬化		皮肤粗厚硬肿，失去弹性，活动度降低	外邪、阳虚血亏、情志、饮食、瘀血等引起肌肤失养

（七）望排出物

望排出物是观察病人的分泌物和排泄物及某些排出体外的病理产物的色、质、量的变化来观察病情的方法。本节重点介绍望痰涎、望大便、望小便的内容。

1. 望痰涎的内容及临床意义

痰的异常表现及其临床意义
- 痰白清稀——寒痰
- 痰黄稠有块——热痰
- 痰少而黏，难于咳出——燥痰
- 痰白滑，量多，易于咳出——湿痰
- 咳吐腥臭脓血痰——肺痈
- 痰中带血，色鲜红——咯血，多属肺热

涎的异常表现
及其临床意义
$\begin{cases} 口中清涎量多——脾胃虚寒 \\ 口中时吐黏涎——脾胃湿热 \\ 小儿口中流涎，涎渍颐下——滞颐，因脾虚失摄或胃热虫积 \\ 睡中流涎——胃热或宿食内停、痰热内蕴 \end{cases}$

2. 望大便、小便的内容及临床意义

小便的异常改变
及其临床意义
$\begin{cases} 小便清长——多属虚寒证 \\ 小便短赤——多属实热证 \\ 尿中带血——尿血，多见于血淋、肾痨、下焦肿瘤等 \\ 尿中有沙石——石淋 \\ 小便混浊如米泔水，或滑腻如脂膏——可见于尿浊、膏淋等 \end{cases}$

大便的异常表现
及其临床意义
$\begin{cases} 大便清稀水样——寒湿泄泻 \\ 大便黄褐如糜而臭——湿热泄泻 \\ 大便清稀，完谷不化，或如鸭溏——脾虚泄泻或肾虚泄泻 \\ 大便如黏冻，夹有脓血——痢疾 \\ 大便便血鲜红，附在大便表面或于排便前后滴出 \begin{cases} 近血，见于肠风下血，或 \\ 肛裂、痔疮出血 \end{cases} \\ 大便便血色紫暗或色黑如柏油，与大便均匀混合 \begin{cases} 远血，因胃肠热盛，迫血妄行，或脾不统血 \end{cases} \\ 大便色灰白，溏结不调——多见于黄疸 \\ 大便燥结，排出困难，或干如羊屎——便秘，属肠燥津亏 \end{cases}$

（八）望小儿指纹

小儿指纹是浮露于小儿两手食指掌侧前缘的脉络。望小儿指纹是观察小儿食指浅表络脉的形色变化以了解病情的方法。此法适宜于3岁以内的小儿。

中医基本理论认为，寸口属手太阴肺经，为脉之大会，能反映人体脏腑气血阴阳的变化，而小儿指纹正是手太阴肺经的一个分支，故与诊寸口脉相似，加之3岁以内的小儿，皮肤薄嫩，指纹显而易见，故3岁以下小儿常以诊察指纹变化来判断病情，是中医儿科独具特色的诊断方法。3岁以上儿童皮肤渐厚，指纹逐渐模糊不清，故可以切脉候病，而不望指纹。

1. 望指纹的方法　望小儿指纹时让家长先抱小儿面向光亮，医生用左手拇指和食指固定小儿食指末端，再以右手拇指在小儿食指掌侧前缘从指尖向根部推擦几次（用力要适中），使指纹显露出来，以便观察。

2. 望指纹的临床意义　正常小儿指纹在食指掌侧横纹附近，淡红略紫，隐隐显露。其中，食指第一节为风关，第二节为气关，第三节为命关（图4-1）。

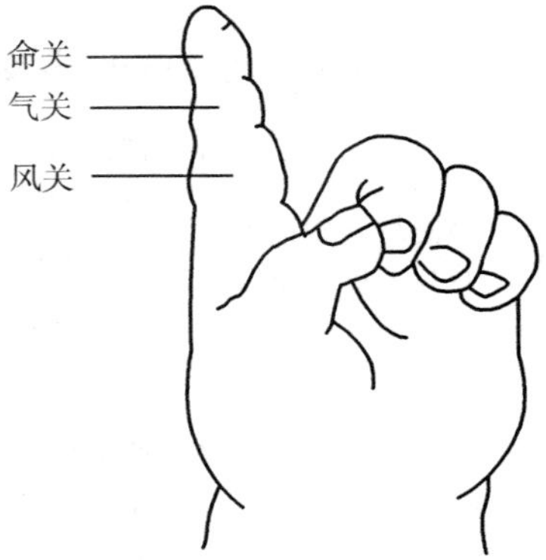

3. 望小儿指纹的要点　浮沉分表里，红紫辨热寒，淡滞定虚实，轻重看三关。纹色形象参，留神仔细看。

4. 病理性小儿指纹及主病

（1）纹位变化——三关测轻重。纹位是指纹出现的部位，其近掌侧第一横纹为风关，第二、三横纹依次为气关、命关。根据指纹在手指三关中出现的部位，可测定邪气的深浅、病情的轻重。指纹显于风关附近者表示邪浅病轻。指纹过风关至气关者为邪已深入，病情较重。指纹过气关到命关者，是邪陷病深之兆。指纹一直延伸到指甲端者俗称"透关射甲"，提示病情危重，预后不佳。

（2）纹色变化——红紫辨寒热。纹色有红、紫、青、黑、白等色。纹色鲜红者多属外感风寒；纹色紫红者多属热证；纹色青者多属风证或痛证；纹色青紫或紫黑色者为血络闭郁；纹色淡白者多属脾虚。总之，紫热红外感，青风脾虚淡。黑紫血络郁，病凶抓紧看。

（3）纹形变化——浮沉分表里，淡滞定虚实。纹形是指小儿指纹的浅、深、细、粗等变化。如果指纹浮而明显，主病在表；沉隐不显，主病在里；细而色淡，多属虚证；细而色浓滞，多属实证。另外，若指纹增粗，分支明显，多属实证、热证；指纹变细，分支部明显，多属虚证、寒证。

图4-1　风关、气关、命关

第二节　闻　诊

闻诊是医生通过听声音和嗅气味来测知病人病证的诊察方法。听声音主要是听病人言语气息的高低、强弱、清浊、缓急等变化，以及咳嗽、呕吐、呃逆、太息、嗳气等声响的异常，来辨别病情的虚实寒热。嗅气味主要是嗅病人的口气，汗、痰、二便等分泌物的异常气味及病室的异常气味来辨证。

闻诊的内容及范围如下。

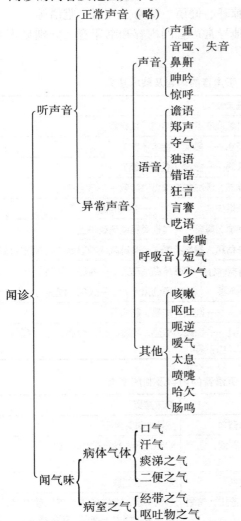

一、听声音

正常声音必须具有发声自然、音调和畅、言语清楚、应答自如、言与意符的特点，是人体气血亢盛、发音器官和脏腑功能正常的外在表现。

异常声音是指疾病反映于语言、声音上的变化。临床上常见的有失声、嘶哑、鼻鼾、呻吟、惊呼、谵语、郑声、独语、呓语等。

听声音、听语音及听其他异常声音的内容和临床意义分别见表4-6、表4-7、表4-8。

表4-6 听声音的内容及临床意义

声音	特征	临床意义	
声重	语声重浊	外感风寒或痰湿阻滞，或鼻病	
音哑 失音	发声嘶哑者称为喑哑，语而无声者称为失音	新病——多实（金实不鸣）	
		久病——多虚（金破不鸣）	
		易怒、呼喊或持续宣讲所致——气阴耗伤	
		妊娠失音（子音）——生理现象	
鼻鼾	熟睡或昏迷时喉鼻发出的声响	熟睡时鼻鼾——慢性鼻病或睡姿不当	
		神昏病人鼾声不绝——多属高热神昏或中风入脏之危候	
呻吟	病痛难忍所发出的痛苦哼哼声	身有痛处或胀满	呻吟声高亢有力——实证、剧痛
			呻吟声低微无力——久病、虚证
惊呼	突然发出的惊叫声	成人——剧痛、惊恐、痫病等	
		小儿——惊风、惊恐、剧痛、脾寒腹痛、心脾有热、食积、虫积等	

表4-7 听语音的内容及临床意义

语音	特征	临床意义
谵语	神志不清，语无伦次，声高有力	热扰心神之实证
郑声	神志不清，言语重复，时断时续，语声低弱模糊	心气大伤、精神散乱之虚证
夺气	言语轻迟低微，欲言不能复言	宗气大虚之象
独语	自言自语，喃喃不休，见人语止，首尾不续	心气不足，神失所养，或气郁痰结，蒙蔽心窍。可见于癫病、郁病病人

语音	特征	临床意义
错语	语言错乱，语后自知，不能自主	虚证多见于久病体弱或年老体弱者，心脾两虚，心神失养；实证多为痰湿、瘀血、气滞遏心窍
狂言	精神错乱，语无伦次，狂躁妄言	多因气郁化火，痰火扰心所致，此属阳热实证。常见于狂病、伤寒蓄血证
言謇	语言謇涩（神志清楚，思维正常，但语言不利，吐字不清）	多因风痰阻络所致，为中风先兆或中风后遗症；因习惯而成，或先天舌系带过短，不属病态
呓语	睡梦中说话，吐词不清，意思不明	多因心火、胆热、胃气不和所致；亦见于久病虚衰者，多为神不守舍所致

表 4-8　听其他异常声音的内容及临床意义

	概念	特征	临床意义
呃逆	俗称"打呃""打嗝"，是胃气上逆，从咽喉部发出的冲击声，声短而频，呃呃作响	呃声频作，高亢而短，声响有力	实证、热证
		呃声低沉而长，声弱无力	虚证、寒证
		新病呃逆，其声有力	寒邪或热邪客于胃
		久病、重病呃逆不止，声低气怯无力	胃气衰败之危候
嗳气	胃中气体上出咽喉所发出的声响，其声长而缓，古代称之为噫气	嗳气酸腐，兼脘腹胀满而厌食	宿食停滞，属实证
		嗳声频而响亮，因情志而作	肝气犯胃，属实证
		嗳声低沉断续，无酸腐气味，伴纳呆食少	胃虚气逆，多见于年老体虚疾病之人，属虚证
		嗳声频作而无酸腐气味，兼脘腹冷痛	寒邪客胃，属寒证
太息	病人在情志抑郁、胸闷不畅时发出的长吁或短叹声	多因长期情志不遂，或突然重大神经刺激引发	情志不遂，肝气郁结
喷嚏	肺气上冲于鼻而发出的声响	新病喷嚏，兼有恶寒发热、鼻流清涕等	外感风寒，属表寒证
		久病阳虚之人，突然出现喷嚏	阳气回复，病有好转趋势

续表

	概念	特征	临床意义
哈欠	张口深舒气，微有声响的一种表现	不拘时间，哈欠频频不止，称为数欠	阴盛阳衰，体虚之故
肠鸣	腹中胃肠蠕动，辘辘作响	低弱而和缓，一般难以闻及	正常
		胃脘部鸣响如囊裹浆，振动有声立行或推抚脘部，其声辘辘下行	水饮停滞于胃，阻滞中焦气机
		脘腹肠鸣，如饥肠辘辘，得温得食则减，饥寒则重	中气不足，胃肠虚寒
		腹中肠鸣如雷，脘腹痞满，大便泄泻	风、寒、湿邪客于胃肠
		腹内微有肠鸣之声，腹胀，食少纳呆	胃肠气虚，传导功能减退
		肠鸣音完全消失，脘腹胀满	胃肠气滞不通

二、嗅气味

嗅气味是医生通过闻病人身上或分泌物、排泄物所散发出来的气味，以及病室之内散发出来的气味，以测知疾病变化的诊察方法。

常见病体之气有口气、汗身之气、痰涕之气、二便之气、经带恶露之气、呕吐物之气等。

临床常见病体、病室之气的内容和临床意义分别见表4-9、表4-10。

表4-9 病体之气及其临床意义

病气	特征	临床意义
口气	口臭	口腔不洁、龋齿或消化不良
	酸臭	肠胃食滞
	臭秽	胃热
	腐臭	内有溃烂脓疡
	臭秽难闻，牙龈腐烂	牙疳

续表

病气	特征	临床意义
汗身之气	腥膻	风湿热邪久蕴皮肤（风湿、湿温、热病等）
	腥臭	瘟疫或暑热火毒炽盛
	腋下随汗散发阵阵臊臭	暑热内蕴（狐臭病）
痰涕之气	咳吐浊痰脓血腥臭	肺痈
	咳痰黄稠味腥	肺热壅盛
	咳吐痰涎清稀味咸，无特异气味	寒证
	鼻流清涕秽如鱼脑	鼻渊
	鼻流清涕无味	外感风寒
二便之气	大便酸臭难闻	肠有郁热
	大便溏泄而腥	脾胃虚寒
	泄泻臭如败卵，矢气酸臭	宿食积滞
	小便黄赤混浊臊臭	膀胱湿热
	小便甜，有苹果香味	消渴病
经带恶露之气	月经臭秽	热证
	月经腥气	寒证
	带下黄稠臭秽	湿证
	带下稀白臭秽	寒湿
	崩漏或带下奇臭，杂见异常颜色	多为癌症
呕吐物之气	吐物清稀无臭味	胃寒
	吐物酸臭秽浊	胃热
	吐未消化食物，味酸腐	食积
	吐脓血而腥臭	内有溃疡

表4-10　病室之气及其临床意义

病室气味	临床意义
臭气触人	瘟疫病
血腥味	失血病
腐臭气	溃腐疮疡（脱疽）
尸臭气	脏腑衰败
尿臊气（氨气味）	水肿病晚期（尿毒症），肾衰竭
烂苹果气味	消渴病
蒜臭味	有机磷中毒

第三节　按　诊

切诊，包括切脉和按诊两部分。其中，切脉是本书的重点部分，其全部内容已在第二章中做了详细论述。本节主要论述按诊的有关内容。

按诊是指医生用手直接触摸或按压病人的某些部位，以了解局部的冷热、润燥、软硬、疼痛、痞块及其他异常表现，配合望、闻、问诊，从而推断疾病的部位、性质和病情轻重的一种诊察方法。

按诊是切诊的重要组成部分，在辨证中起着至关重要的作用，是四诊的有机补充。按诊主要包括按胸腹、按脘腹、按肌肤、按手足、按腧穴等方法。

一、按诊的方法及意义

按诊首先要选择合适的体位。一般病人应取坐位或仰卧位。按诊的手法大致可分触、摸、按、叩四种。

1. 触法　以手指或手掌轻轻触摸病人局部皮肤以了解寒热、润燥等情况的按诊方法。多用头额部及四肢皮肤等。

2. 摸法　以手指稍用力抚摸局部肌肤，以探查局部的感觉及肿物的形态、大小等情况的按诊方法。多用于肢体腧穴、浅表肿胀等。

3. 按法　以重手按压或推寻局部，以了解深部压痛及肿块的形状、硬度、活动情况、部位的一种按诊方法。多用于胸腹和深部肿物等。

4. 叩法　用手叩击病人身体某部位，使之振动，产生叩击声、波动感或振动感，以了解疾病的性质及程度等的按诊方法。

二、按诊的内容

1. 按胸胁　胸胁是前胸和侧胸部的统称。前胸即缺盆至横膈以上。侧胸部又称胁肋部，即胸两侧，由腋下至第11、12肋骨端的区域。

按胸胁分按胸部和按胁部两部分，主要诊察心肺和肝脏的病变。按胸部主要可了解心、肺和虚里的病变。胸部和虚里按诊的常见异常体征及其临床意义分别见表4-11、表4-12。

表4-11 胸部按诊的常见异常体征及其临床意义

体征	临床意义
前胸高起，叩之膨膨然而音清	肺胀或气胸
按之胸痛，叩之音实	饮停胸膈或痰热壅肺
胸高而喘，脉动散漫而数	心肺气绝之兆
局部青紫肿胀拒按	胸部外伤

表4-12 虚里按诊的常见异常体征及其临床意义

体征	临床意义
按之动微而力弱	宗气内虚
按之动而应衣	宗气外泄
按之弹手，洪大而搏，或绝而不应	心气衰绝，证属危候。孕妇胎前产后或劳瘵者尤忌
虚里脉动数急，时有一至	中气不守
搏动迟弱，或久病体虚而动数	心阳不足
胸高而喘，虚里搏动散漫而数	心肺气绝
虚里动高，聚而不散	热甚（外感热盛或小儿食滞、痘疹将发）
虚里动微，欲绝而无死候	多为痰饮

影响虚里脉动改变的非病理因素：惊恐、大怒或剧烈运动后，虚里动高，片刻复常；肥盛之人，虚里搏动不显，亦属生理现象。

诊虚里 {
部位——左下第4~5肋间，即心尖搏动处
生理特点——搏动不显，按之应手，搏动范围直径2~2.5厘米，动而不紧，缓而不急，动气聚而不散，节律清晰
临床意义——测宗气强弱、疾病虚实，预后吉凶
方法——病人仰卧，医生站其右侧，用右手平抚虚里
}

按胁肋主要可了解肝胆疾病。通过按胁肋可诊察两胁胀痛、肿块的性质及临床意义。胁肋部常见病证及其临床症状见表4-13。附胸腹部位划分方法，见图4-2。

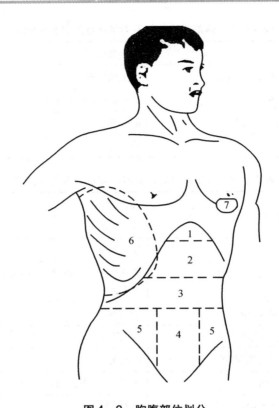

图 4 - 2 胸腹部位划分

1. 心下 2. 胃脘 3. 大腹 4. 小腹 5. 少腹 6. 胁肋 7. 虚里

表 4 - 13 胁肋部常见病证及其临床症状

病证	临床症状
肝气郁结	两肋胀满痛处按此连彼或痛引少腹
肝痈	胁下肿胀或胀处皮色变红、肿痛，用手可按，摸之有热感
肝虚	胁痛喜按，胁下按之空虚无力
血瘀	胁下肿块刺痛，拒按
肝癌疑症	右胁下肿块，质硬，按之表面凹凸不平，常有压痛
疟母	疟疾后胁下有痞块，按之硬

2. **按脘腹**　是通过触按胃脘部和腹部，了解其凉热、软硬、胀满、肿块、压痛等情况，以辨别不同脏腑组织病症及病性的诊断方法。

脘腹的分区见图 4 – 3。

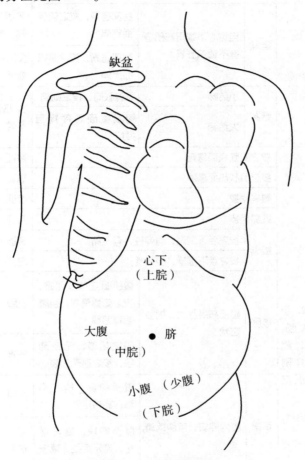

缺盆

心下
（上脘）

大腹　　●脐
（中脘）

小腹　（少腹）
（下脘）

图 4 – 3　脘腹分区

按脘腹的内容包括按心下、按大腹、按脐部、按小腹和少腹等。按脘腹可诊察脾胃之痞满、结胸等，以及肝、脾、大肠、小肠、膀胱、胞宫及其附件组织之病症。

脘腹部按诊内容及其临床意义见表 4 – 14。

表4-14　脘腹部按诊内容及其临床意义

按诊部位	诊察病证范围	临床常见体征			临床意义
脘部	胃脘病证	痞满	自觉心下或胃脘部痞塞不适或胀满	脘部痞满，按之较硬而疼痛	多因实邪聚结胃脘，属实证
				脘部痞满，按之濡软而无痛	多因胃脘虚弱，属虚证
		结胸	小结胸	胃脘胀闷，按之则痛	实邪阻滞，气机不通
			大结胸	胸脘腹硬满疼痛且拒按	
腹部	肝、脾、小肠、大肠、膀胱、胞宫及其附件组织之病证	按之肌肤凉而喜温			寒证
		按之肌肤热而喜凉			热证
		腹痛喜按			虚证
		腹痛拒按			实证
		腹满	按之手下饱满，有弹性，有压痛		实证
			按之手下虚软，少弹性		虚证
		鼓胀	腹部高度胀大，如鼓之状	腹部叩之有波动感，按之如囊裹水，且腹壁有凹痕	水臌
				叩之如鼓，无波动感，按之亦无凹痕	气臌
		积聚	腹内肿块，或肿或痛	腹部肿块，推之不移，痛有定处	癥积。病属血分
				腹部肿块，推之可移，痛无定处，或按之无形，聚散不定	瘕聚。病属气分
		左侧少腹按之累累，有硬块			多为肠中有宿粪
		右侧少腹拒按或有包块应手			常见于肠痈
		腹中结块，按之起伏，聚散不定，或形如筋结，久按转移，或如蚯蚓蠕动			多为虫积

3. 按肌肤 是指医生用手触摸病人某些部位的肌肤，主要从肌肤的寒热、荣枯、润燥、疼痛、肿胀、溃疡等方面诊察疾病的寒热虚实及气血阴阳的盛衰。正常肌肤温润有光泽，富有弹性，无皮疹、肿胀、疼痛、溃疡、结节等。

（1）诊肌肤寒热：常见异常体征及其临床意义如下。

肌肤寒热 {
外感病汗出热退身凉——表邪已解
外感病肌肤无汗而灼热——多属热甚
身热初按热甚，久按热反轻——说明热在表
身热初按热轻，久按其热反甚——说明热在里
身灼热而肢厥——属真热假寒
肌肤厥冷，大汗淋漓而脉微——亡阳证
汗出如油，肌肤温，脉躁疾无力——亡阴证
肌肤灼热，体温升高——阳气盛，多属实热证
}

（2）诊肌肤润燥滑涩：常见异常体征及其临床意义如下。

皮肤润泽 {
皮肤干燥——多属尚未出汗或津液不足
皮肤干瘪——多属津液不足
皮肤湿润——多为已出汗
} 了解汗出与否及津液的盈亏

皮肤滑涩 {
皮肤滑润——多属气血旺盛
皮肤枯涩——多为气血不足
肌肤甲错——多属血虚失荣或血瘀
} 反映气血盛衰

（3）诊肌肤疼痛：常见异常体征及其临床意义如下。

肌肤疼痛 {
肌肤濡软，按之痛减——多属虚证
肌肤硬满且拒按——多属实证
诊按肌肤，轻按即痛——说明病位在表
诊按肌肤，重按方痛——说明病在深部
}

（4）诊肌肤肿胀：用以辨别水肿和气肿。

水肿
气肿 } 按之凹陷 {
不能即起
举手即起
}

（5）诊溃疡局部：常见异常体征及其临床意义如下。

溃疡按之肿痛而不热，根盘平塌漫肿——多属阴证
溃疡按之高肿灼手，根盘紧束——多属阳证

按之边硬顶软而热不甚——多为有脓

按之坚硬而热不甚——多为无脓

轻按即痛——多为脓在浅表

重按方痛——多为脓在深部

（6）诊尺肤异常：尺肤是指肘部内侧至掌后横纹之间的皮肤。尺肤的常见异常体征及其临床意义见表4－15。

表4－15 尺肤常见异常体征及其临床意义

体征	临床意义
尺肤热盛，脉洪滑数	湿热病证
尺肤寒，脉细小	泄泻，少气
按尺肤窅而不起	风水肤胀
尺肤粗糙如枯鱼之鳞	精血不足，或有瘀血，或内有痰饮

4. 按手足 按手足可以辨明阴阳的盛衰及病邪的属性。如病初起，四肢俱冷的为阴寒，四肢经常怕冷的为阳虚。小儿手足按诊，一般足心热主热、足胫寒主寒。手足常见异常体征及其临床意义见表4－16。

表4－16 手足常见异常体征及其临床意义

	体征	临床意义
按手足寒热比较诊法	手足背热甚于手足心	外感发热
	手足心热甚于手足背	内伤发热
	额上热甚于手心热	表热
	手心热甚于额上热	里热
诊小儿手足寒热	指尖冷	惊厥
	中指独热	外感风寒
	中指指尖独冷	无
按手足寒热诊阳气存亡	阳虚，四肢尚温	阳气尚存
	阳虚，四肢厥冷	预后不良
	手足俱冷	阳虚寒盛（寒证）
	手足俱热	阳盛热炽（热证）

5. 按腧穴 是指按压身体某些特定穴位，通过穴位的变化和反应来判断内脏某些疾病的方法。

腧穴是脏腑经络之气传输之处，为内脏病变在体表的反应点。按腧穴，要注意穴位上是否有结节或条索状物，有无压痛或其他敏感反应等。诊断脏腑病变常用的腧穴见表4-17。

表4-17 诊断脏腑病变常用的腧穴

腧穴	脏腑病变
中府、肺俞、太渊	肺病
巨阙、腹中、大陵	心病
期门、肝俞、太冲	肝病
章门、太白、脾俞	脾病
气海、太溪	肾病
天枢、大肠俞	大肠病
关元	小肠病
日月、胆俞	胆病
胃俞、足三里	胃病
中极	膀胱病

6. 诊妇人脉与小儿脉 妇人有经、孕、产等特殊的生理性变化和疾病，故在不同的时期，脉象的表现也有一定的特殊性。因小儿气血未定，脉息难凭，故周岁以下小儿一般不做脉诊。由于小儿生机蓬勃，发育迅速，故脉来次数与成人有悬殊，所以对不同年龄的小儿诊脉的方法不同，一般而言，3岁以下小儿可用一指定三关法，4～9岁小儿可参照按成人三部脉诊法。

（1）诊妇人脉：

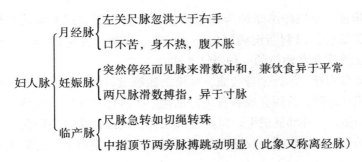

妇人脉
　月经脉｛左关尺脉忽洪大于右手
　　　　｛口不苦，身不热，腹不胀
　妊娠脉｛突然停经而见脉来滑数冲和，兼饮食异于平常
　　　　｛两尺脉滑数搏指，异于寸脉
　临产脉｛尺脉急转如切绳转珠
　　　　｛中指顶节两旁脉搏跳动明显（此象又称离经脉）

（2）诊小儿脉：

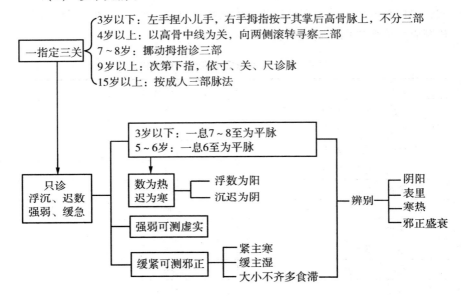

一指定三关
- 3岁以下：左手捏小儿手，右手拇指按于其掌后高骨脉上，不分三部
- 4岁以上：以高骨中线为关，向两侧滚转寻察三部
- 7～8岁：挪动拇指诊三部
- 9岁以上：次第下指，依寸、关、尺诊脉
- 15岁以上：按成人三部脉法

只诊
浮沉、迟数
强弱、缓急
- 3岁以下：一息7～8至为平脉
  5～6岁：一息6至为平脉
- 数为热
  迟为寒 —— 浮数为阳
  沉迟为阴
- 强弱可测虚实
- 缓紧可测邪正 —— 紧主寒
  缓主湿
  大小不齐多食滞

辨别 —— 阴阳
表里
寒热
邪正盛衰

第四节　其他辨证方法

本篇所论的辨证方法主要包括经络辨证、六经辨证、三焦辨证、卫气营血辨证四个部分。这些辨证方法是中医学在长期的临床实践中逐渐形成的，它们从不同角度对疾病的本质进行了分析探讨和概括分类，是中医辨证学理论体系中的重要组成部分。

一、经络辨证

经络辨证，是以经络学说为理论依据，对病人所表现的症状与体征进行分析综合，以判断疾病属何经、何脏、何腑，并进而确定发病原因、病变性质及其病机的一种辨证方法。

经络分布周身，运行全身气血，联络脏腑肢节，沟通上下内外，使人体各部相互协调，共同完成各种生理活动。当人体患病时，经络又是病邪传递的途径。外邪从皮毛、口鼻进入人体，通过经络内传脏腑；而脏腑发生病变，同样也循经反映于体表。所以说，经络辨证也是脏腑辨证的辅助。特别在针灸、推拿等治疗方法中，常用经络辨证。

经络辨证的主要内容有十二经脉病证、奇经八脉病证及十五络脉病证。

（一）十二经脉病证

1. 概念　十二经脉包括手三阳经、手三阴经、足三阳经、足三阴经。各经病证的发生往往与它的内外循行部位有关，而疾病的传变也是随着十二经脉内属脏腑、外络肢节的不同而变化的。十二经脉的病变，根据该经脉所属的脏腑及其循行之处，有规律地表现为若干证候。因此，临床根据这些证候，可推断病变的发生部位、病变的性质、病变的发展趋向，确定治疗方案。

2. 十二经脉顺序记法　如图 4－4 所示。

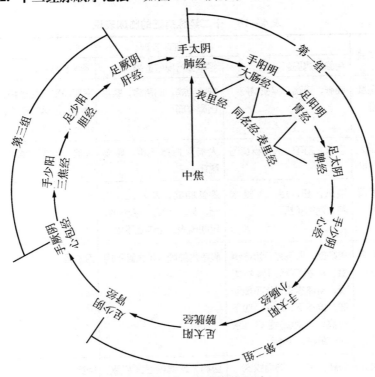

图 4－4　十二经脉顺序记法

掌握十二经脉顺序规律须记住以下三点：第一，如图 4 - 4 将十二经脉像钟表一样分成 12 等份，每个钟点代表一条经脉，从 12 点开始，将十二个点平均分成三组，第一组从 12 点（手太阴肺经）到 3 点（足太阴脾经），第二组从 4 点（手少阴心经）到 7 点（足少阴肾经），第三组从 8 点（手厥阴心包经）到 11 点（足厥阴肝经）。第二，每组的第一条经脉均为三阴经，其顺序为第一组手太阴肺经，第二组手少阴心经，第三组手厥阴心包经。第三，每组的其他三条经均按表里经关系（同名经关系）的顺序有序排列。例如，第一组的排头经为手太阴肺经，与第二条经手阳明大肠经为同名经关系。依此类推，有序排列，非常有规律，易记、易懂、易学。

　　3. 十二经脉病证临床表现　　见表 4 - 18。

表 4 - 18　十二经脉病证的临床表现

病证类别	临床表现		
	经脉所属脏腑证候	经脉循行部位证候	经脉受邪反应
手太阴肺经病证	肺胀，咳喘，胸部满闷	缺盆中痛，肩背痛，臑臂前侧廉痛	寒邪侵犯皮毛经络，卫阳受束，则洒淅寒热；伤风则自汗；肺虚则少气
手阳明大肠经病证	目黄，口干，大便秘或泻	大指次指痛不用，肩前臑痛	齿痛，颈肿，喉痹，鼽衄
足阳明胃经病证	腹胀，狂，疟，大腹水肿，消谷善饥	膝膑肿痛，循乳部、气街、股、伏兔、胫外廉、足面皆痛，足中趾不用	无
足太阴脾经病证	食则呕，胃脘痛，腹胀善噫，得后与气则快然如衰，身体皆重，体不能动摇，食不下，烦心，心下急痛，溏泄，症瘕，水闭，黄疸，不能卧	股膝内肿厥，足大趾不用	舌本强
手少阴心包经病证	心痛，嗌干，渴而欲饮	胁痛，臑臂内后廉痛厥，掌中热痛	目黄

续表

病证类别	临床表现		
	经脉所属脏腑证候	经脉循行部位证候	经脉受邪反应
手太阳小肠经病证	无	耳聋，目黄，颊肿，颈、颔、肩、臑、肘、臂外后廉痛	嗌痛颔肿，不可以顾，肩似拔，臑似折
足太阳膀胱经病证	癫狂	目似脱，项如拔，脊痛腰似折，髀不可以曲，腘如结，腨如裂，足小趾不用	寒热，鼻塞，头痛
足少阴肾经病证	饥不欲食，面如漆柴，咳唾有血，喝喝而喘，心如悬若饥状，善恐，心惕惕如人将捕之，嗜卧，烦心心痛	脊、股内后廉痛，痿厥，足下热而痛	口热，舌干咽肿，上气，嗌干及痛
手厥阴心包经病证	心中憺憺大动，喜笑不休，烦心，心痛	胸胁支满，手心热	臂肘挛急，腋肿，面赤目黄
手少阳三焦经病证	无	目锐眦痛，颊痛，耳后、肩、臑、肘、臂外皆痛，小指、次指不用	耳聋，心胁痛，嗌肿喉痹，汗出
足少阳胆经病证	口苦，善太息，心胁痛，不能转侧	头痛颔痛，缺盆中肿痛，腋下肿，马刀侠瘿，胸、胁、肋、髀、膝外至胫、绝骨外踝前及诸节皆痛，足小趾、次趾不用	面微有尘，体无膏泽，足外反热，汗出振寒为疟
足厥阴肝经病证	胸满，呕逆，飧泄	狐疝，遗溺，闭癃	腰痛不可以俯仰，嗌干，妇人少腹肿

（二）奇经八脉病证

1. 概念　奇经八脉为十二正经以外的八条经脉，即冲脉、任脉、督脉、带脉、阴维脉、阳维脉、阴跷脉、阳跷脉。奇经八脉具有联系和整合十二经脉、调节人体阴阳气血的作用。奇经八脉的病证由其所循行的部位和所具有的特殊功能所决定。

2. 督、任、冲、带四脉病证 以生殖功能异常为主。督脉行身后中线，为阳脉之海，总摄一身之阳。任脉行身前中线，为阴脉之海，总承一身之阴。冲脉行任脉两侧，为十二经脉之海，总领诸经气血。三脉皆起于小腹而与肝、肾、命门密切相关。带脉总束诸脉，环腰一周，与十二经脉及督、任、冲脉互相沟通，共调气血，主生殖。因此，冲、任、督、带四脉的病证多于人体的先、后天精气有关，常表现为生殖功能障碍及气血阴阳失调等，如男子阳痿、早泄、遗精、不育，女子月经不调、流产、滑胎、不孕、赤白带下等。

3. 阴跷、阳跷脉病证 以肢体运动障碍为主。阴跷脉从下肢内侧上行于头部，阳跷脉从下肢外侧上行于头面，二脉交通一身之阴阳，调节肢体运动。故其病证多见中风偏瘫、风湿痹痛、腰背强直、手足麻木等。

4. 阴维、阳维脉病证 有表里之别，其表现以疼痛、寒热为主。阴维脉起于诸阴交，上行腹胸部，与足太阴经相合，以维系诸阴经，故阴维脉主里证，其病证多见心、胸、胃、前阴疼痛等。阳维脉起于诸阳会，经胁肋上肩，与督脉会合于风府，以维系诸阳经，故阳维脉主表证，其病证多见寒热、腰痛等。

奇经八脉的病机及主要病证见表4–19。

表4–19 奇经八脉的病机及主要病证

	病机	主要病证
督脉	督脉并于脊里，上风府，入脑，上颠，循额	实则脊强反折，虚则头重
	风气循风府而上入脑，督脉为风气所干	大人癫疾，小儿风痫
任脉	阴凝寒滞，气结于下	男子疝气，女子带下瘕聚
冲脉	冲脉之气失调，与足阳明之气相并而上逆，不能下降	咳喘，腹满胀急疼痛，胸满气逆等
带脉	督脉约束诸经，保持人身之气能够正常上下	中气不运
		腹部胀满
		中气弱而不能镇定
		腰溶溶如坐水中
		心脾上郁，肝肾下虚，邪热流连而为滞淫
		赤白带下
		阳不能胜，不能固守于天枢，阴气得以乘袭
		左右绕脐腰脊痛

续表

	病机		主要病证
阳维脉 阴维脉	阳维起于诸阳会，由外踝而上行于卫分，卫为气，气居表		阳维为病苦寒热
	阴维起于诸阴交，由内踝而上行于营分，营为血，血属心		阴维为病苦心痛
	阴阳不能自相维系	阳气耗散而无生气	怅然失志
		阴液消亡而痿软无力	溶溶不能自收持
阳跷脉 阴跷脉	阳跷与阴跷均起于足跟，阳跷行于下肢外侧，阴跷行于下肢内侧，有保持肢体动作矫捷的作用。如某侧发生病变，则经脉挛缩拘急，另一侧的经脉的表现相对弛缓		阳跷为病，阴缓而阳急；阴跷为病，阳缓而阴急
	阳急者，阳气偏盛		狂走，目不昧
	阴急者，阴寒偏盛		阴厥

二、六经辨证

六经辨证是把外感病错综复杂的证候及其演变规律加以总结而创立的一种外感病的辨证方法。六经即太阳经、阳明经、少阳经、太阴经、少阴经、厥阴经。此六经的含义有别于经络学说中的六经含义，它是外感病过程中所出现的六类证型的名称。一般而言，凡病位偏表在腑，正气强盛，病势亢奋者，为三阳病证；病位偏里在脏，正气不足，病势虚弱者，为三阴病证。六经辨证将外感病演变过程中所表现的各种证候以阴阳为纲加以归纳，作为论治的依据。运用六经辨证，能正确分析和掌握外感病的变化及发展规律，从而在治疗上起重要的指导作用。

（一）太阳病证

太阳病证是指外感伤寒病初期所表现的证候。临床表现有恶寒、头项强痛、脉浮。太阳病根据其受邪后的不同反应，可分为太阳经证和太阳腑证。

1. 太阳经证 是指风寒之邪侵袭肌表，邪正相争，营卫失和所表现的证候。由于病邪、体质的差异，又有太阳中风、太阳伤寒之别。

（1）太阳中风证：为外感风邪，营卫失调所表现的证候。

临床表现：发热恶风，头痛，自汗，脉浮缓。

（2）太阳伤寒证：为寒邪外袭，卫阳被束，营阳郁滞所表现的证候。

临床表现：恶寒发热，头项强痛，身痛无汗而喘，脉浮紧。

2. 太阳腑证　是指太阳经邪不解而内传于膀胱所表现的证候。由于病机和临床表现不同，又有蓄水、蓄血之别。

（1）太阳蓄水证：为太阳经邪内传，膀胱气化失司所表现的证候。

临床表现：发热恶寒，汗出，少腹满，小便不利，消渴，脉浮或浮数。

（2）太阳蓄血证：为太阳经邪化热内传，邪热与瘀血互结于少腹所表现的证候。

临床表现：少腹急结、硬满，小便自利，如狂或发狂，善忘，大便色黑如漆，脉沉涩或沉结。

（二）阳明病证

阳明病证是指伤寒病发展过程中，阳热亢盛，胃肠燥热所表现的证候。性质属里实热证，为邪正斗争的极期阶段。临床表现有身热、不恶寒反恶热、汗自出、脉大。阳明病证由于其证候及病机的不同，可分为阳明经证和阳明腑证两大类。

1. 阳明经证　是指邪热亢盛，充斥阳明之经，而肠中无燥屎内结所表现的证候。

临床表现：身大热，汗大出，口大渴引饮，面赤心烦，舌苔黄燥，脉洪大。

2. 阳明腑证　是指邪热内盛，阳明之里与肠中糟粕相搏，燥屎内结所表现的证候。

临床表现：日晡潮热，脐腹胀满，疼痛拒按，大便秘结不通，甚则神昏谵语狂乱，不得眠，舌苔黄厚干燥或起芒刺，甚至焦黑燥裂，脉沉实或滑数。

（三）少阳病证

少阳病证是邪既不在表，又未入里，而在半表半里的证候。

临床表现：口苦，咽干，目眩，往来寒热，胸胁苦满，默默不欲饮食，心烦喜呕，脉弦。

（四）太阴病证

太阴病证是指脾阳虚衰，邪从寒化，寒湿内生所表现的证候。

临床表现：腹满而吐，食不下，自利，时腹自痛，喜暖喜按，口不渴，舌淡苔白，脉缓弱。

（五）少阴病证

少阴病证是对伤寒六经病变发展过程的后期阶段及全身性阴阳衰惫所见证候的概括。病位主要在心、肾。

少阴病证既可出现心、肾阳之虚衰，又可有心、肾阴之耗伤。故少阴病有从阴寒化、从阳热化两类证候。

1. 少阴寒化证 是指少阴阳气虚衰，病邪入内，从阴化寒，阴寒独盛所表现的虚寒证候。

临床表现：无热恶寒，口渴吐利，渴喜热饮，饮而不多，小便清长，四肢厥逆，但欲寐，脉微细。

2. 少阴热化证 是指少阴阴虚阳亢，病邪从阳化热的虚热证候。

临床表现：心烦不得眠，口燥咽干，舌尖红，脉细数。

（六）厥阴病证

厥阴病证是对伤寒病发展传变的最后阶段，阴阳对峙、寒热交错、厥热胜复等证候的概括。临床以上热下寒为其提纲。

临床表现：消渴，气上撞心，心中痛热，饥而不欲食，食则吐蛔。

（七）六经病证的传变

六经病证是脏腑、经络病变的反映，而脏腑经络之间相互联系，因此，六经病证可以相互传变，分为传经、直中、合病、并病等。

1. 传经 是指病邪自外侵入，逐渐向里发展，由某一经病证转变为另一经病证。其中，按伤寒六经顺序相传者，即太阳病→阳明病→少阳病→太阴病→少阴病→厥阴病，称为"循经传"；按相互表里的两经相传者，称为"表里传"，如太阳病→少阴病等。

2. 直中 是指伤寒病初起病邪不从三阳经传入而径直入于三阴经。

3. 合病和并病 伤寒病不经过传变，两经或三经同时出现的病证称为合病，如太阳阳明合病等。伤寒病凡一经之证未罢，又见他经病证者称为并病，如太阳少阴并病、太阴少阴并病等。

三、卫气营血辨证

卫气营血辨证是清代叶天士在《温热论》中所创立的一种论治外感温热病的辨证方法，即将外感温热病发展过程中所表现的不同病理阶段分为卫分证、气分证、营分证、血分证四类，用以说明病位的深浅、病情的轻重和传变规律，以指导临床治疗。

卫气营血辨证的临床意义有三：一是将温热病传变过程划分为卫、气、营、血四个不同的层次，剖析了温热病过程中不同证候的类型；二是说明了温热病发展变化的一般规律，即其病理变化主要表现为机体卫气营血的功能失调或损害；三是说明了温热病以病位的深浅、病情的轻重、正邪的盛衰作为论治的依据。

（一）卫分证候

卫分证候是指温热病邪侵袭肺卫，致使卫外功能失调，肺失宣降所表现的证候。卫气证是温热病的初期阶段。

临床表现：发热，微恶风寒，舌尖边红，苔薄白，脉浮数，伴见头痛、口渴、咳嗽、咽喉肿痛。

（二）气分证候

气分证候是指温热病邪内传脏腑，正盛邪实，阳热亢盛所表现的证候。气分证以里实热证为主。根据邪热侵犯肺、胸膈、肠、胆等脏腑不同而有不同的兼症，如邪热壅肺、热扰胸膈、热结肠道、热盛动风等。

临床表现：发热不恶寒反恶热，口渴汗出，心烦易怒，舌红苔黄，脉数；或咳喘胸闷，咳痰黄稠，心烦懊恼，坐卧不安；或日晡潮热，腹胀痛拒按；或时有谵语，狂乱，大便秘结，舌苔黄燥，脉弦数等。

（三）营分证候

营分证候是指温热病邪内陷，劫灼营阴，心神被扰所表现的证候，是温热病发展过程中病邪内陷较为深重的阶段。

临床表现：身热夜甚，口不渴，心烦不寐，甚则神昏谵语，斑疹隐隐，舌红绛，脉细数。

（四）血分证候

血分证候是指温热病邪深入阴血，导致动血、动风耗阴所表现的一类证候。此为温热病发展过程中最为深重的阶段，病变主要在心、肝、肾三脏。

临床表现：身热夜甚，烦躁不宁，甚则昏狂谵语，斑疹隐隐，色紫黑，吐血，衄血，便血，尿血，舌红绛，脉细数；或见抽搐，颈项强直，角弓反张，目睛上视，牙关紧闭，四肢厥冷；或见持续低热，暮热早凉，五心烦热，神疲欲寐，耳聋形瘦，脉虚细；或见手足蠕动，瘛疭等。

（五）卫气营血证候的传变

温热病卫气营血的传变规律，一般是由浅入深、由表及里、由轻转重，主要有顺传和逆传两种方式。

顺传：指病邪循卫、气、营、血的次序传变，标志着邪气步步深入，病情逐渐加重。

逆传：指病邪不按常规次序传变。一为不循次传，如卫气证不经气分直接传入营分；二为传变迅速而致病情危重，如气血同病、气营同病等。

此外，温病的传变，由于病邪和机体反应的特殊性，也有不按上述规律传变的。例如，发病初期未见卫分证即出现气分、营分或血分证等；或两证合并出现，如卫气证未罢又见气分证，即"卫气同病"；或气分证未罢又现营分、血分证，即"气营（血）两燔"等。总之，温热病过程中证候的传变，其形式是十分复杂的。

四、三焦辨证

三焦辨证是将外感温热病的证候归纳为上、中、下焦病证，用以论治温热病的辨证方法。

三焦辨证是清代吴鞠通依据《内经》在《温病条辨》中提出来的。大体将人体躯干划分为上、中、下三部分，从咽喉到胸膈属上焦，脘腹属中焦，少腹及二阴属下焦。把温热病的证候分别纳入上、中、下三焦病证范围内，用以阐述三焦所属脏腑在温病过程中的病机、证候特点，区分病位的深浅、病程的阶段，并说明证候之间的传变规律。

在三焦病变中，上焦病证主要包括手太阴肺经和手厥阴心包经的病变，多见于温病的初期阶段。中焦病证主要包括足阳明胃经和足太阴脾经的病变，多为温病的中期或极期阶段，病情较重。下焦病证主要包括足少阴肾经和足厥阴肝经的病变，多见于温病的末期阶段，病情深重。

三焦辨证主要阐明风温、温热、瘟疫、温毒、湿温、秋燥、冬温等温病时，人体三焦所属脏腑的病理变化及其证候。在此基础上，说明温病在初、中、末三个不同阶段的病情变化特点。

（一）上焦病证

上焦病证是指温热之邪侵袭手太阴肺经和手厥阴心包经所表现的证候。其病证有邪袭肺卫、热邪壅肺、邪陷心包等。

临床表现：发热，微恶风寒，咳嗽微汗，鼻塞头痛，舌尖边红，脉浮数或身热烦渴，咳嗽气喘，汗出口渴，舌苔黄，脉数；或高热，神昏谵语或昏聩不语，舌蹇肢厥，舌红绛。

（二）中焦病证

中焦病证是指温热之邪侵袭中焦脾胃，邪从燥化或邪从湿化所表现的证候。若邪从燥化，则为阳明燥热伤阴证；若邪从湿化，则为太阴湿热证。

临床表现：身热面赤，呼气气粗，腹满便秘，神昏谵语，渴欲饮冷，口干唇裂，小便短赤，舌苔黄燥或焦黑起刺，脉沉有力；或身热不扬，头身困重，胸脘痞闷，泛恶欲吐，大便不爽或溏泄，舌苔黄腻，脉濡数。

（三）下焦病证

下焦病证是指温热之邪传入下焦，劫灼肝肾之阴所表现的证候。

临床表现：身热颧红，手足心热甚于手足背，口燥咽干，神倦耳聋，脉虚大；或见手足蠕动，甚则瘛疭，心中憺憺大动，神倦乏力，舌绛苔少，脉虚弱。

（四）三焦病证的传变

三焦病证的传变，一般多由上焦手太阴肺经开始，传入中焦，进而传入下焦，此为顺传，标志着病情由浅入深、由轻到重的过程。若病邪从肺卫传入心包经，则称为逆传，说明邪热炽盛，病情危重。

三焦病证的传变，取决于病邪的性质和机体抵抗力的强弱等因素。其传变也有其他形式，不是固定不变的。有的病在上焦治愈，并不传变；有的自上焦经传入下焦；也有的发病之初即见中焦或下焦病证；

还有两焦病证互见或病邪弥漫三焦者。故临证时要知常达变，方能应用自如。

三焦辨证证候分析如下。

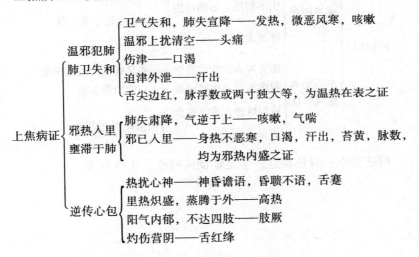

上焦病证
- 温邪犯肺
  肺卫失和
  - 卫气失和，肺失宣降——发热，微恶风寒，咳嗽
  - 温邪上扰清空——头痛
  - 伤津——口渴
  - 迫津外泄——汗出
  - 舌尖边红，脉浮数或两寸独大等，为温热在表之证
- 邪热入里
  壅滞于肺
  - 肺失肃降，气逆于上——咳嗽，气喘
  - 邪已入里——身热不恶寒，口渴，汗出，苔黄，脉数，均为邪热内盛之证
- 逆传心包
  - 热扰心神——神昏谵语，昏聩不语，舌蹇
  - 里热炽盛，蒸腾于外——高热
  - 阳气内郁，不达四肢——肢厥
  - 灼伤营阴——舌红绛

辨证要点：发热汗出，咳嗽气喘或神昏谵语。

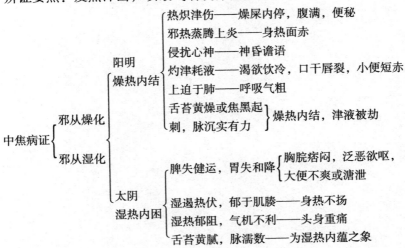

中焦病证
- 邪从燥化
  阳明
  燥热内结
  - 热炽津伤——燥屎内停，腹满，便秘
  - 邪热蒸腾上炎——身热面赤
  - 侵扰心神——神昏谵语
  - 灼津耗液——渴欲饮冷，口干唇裂，小便短赤
  - 上迫于肺——呼吸气粗
  - 舌苔黄燥或焦黑起刺，脉沉实有力 } 燥热内结，津液被劫
- 邪从湿化
  太阴
  湿热内困
  - 脾失健运，胃失和降——胸脘痞闷，泛恶欲呕，大便不爽或溏泄
  - 湿遏热伏，郁于肌腠——身热不扬
  - 湿热郁阻，气机不利——头身重痛
  - 舌苔黄腻，脉濡数——为湿热内蕴之象

辨证要点：发热口渴，腹满便秘；或身热不扬，呕恶，脘痞，便溏等。

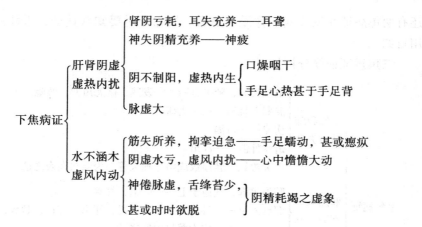

辨证要点：身热颧红，手足蠕动或瘛疭，舌绛苔少。

附录　病案书写示例

一、门诊病案示例

初诊记录

姓名：陈××　　　　性别：男　　　　年龄：35　　　　病案
号：69428

科别：内科　　时间：1990 年 3 月 9 日

问诊：

主诉：胃脘部疼痛，反复性发作 15 年，复发 4 天，加重 1 天。

病史：病人 15 年前因工作紧张、饮食无规律致胃脘部疼痛，经服
中药后病情缓解，以后经常反复发作。1988 年 8 月在某医院做纤维胃
镜检查，示"胃窦部浅表性胃炎""十二指肠球部溃疡"。

此次病人于 4 天前，因工作不顺心、饮酒过多而再次复发，自服
"止痛药"无效。现病人胃脘部灼痛，纳差，胁胀，情绪不宁，伴吞
酸、嘈杂、呃逆。大便偏干，小便正常。

望诊、闻诊、切诊：

形体壮实，精神一般。舌边红，苔薄白，脉弦细。胃脘部触痛。

辨证分析：

既往有胃脘痛病史，此次因情志不适、饮酒过多，化为火热而侵
及肝胃，肝胃不和而致上述诸症。

诊断：

中医诊断：胃脘痛

　　　　　肝胃不和证

西医诊断：1. 急性胃炎

2. 胃溃疡

治法：疏肝和胃，理气止痛。

处方：白芍 30 克　柴胡 6 克　法半夏 10 克　川芎 12 克　香附 10 克　陈皮 10 克　枳壳 10 克　郁金 12 克　吴茱萸 4 克　黄连 6 克　甘草 6 克

3 剂，水煎，每日 1 剂，分 2 次温服。

医嘱：建议做上消化道造影或胃纤维镜检查。进软食，忌辛辣刺激之品，禁酒，戒怒。

医师（签全名）：×××

二、住院病案示例

内科住院病历

姓名：胡××	性别：男	病案号：29321
年龄：45 岁	婚况：已婚	
职业：工人	出生地：北京	
民族：汉	国籍：中国	

家庭住址：××区××街 2 号　　邮政编码：100700

入院时间：1989 年 3 月 21 日 15 日 30 分

病史采集时间：1989 年 3 月 21 日 16 时

病史陈述者：病人本人

可靠程度：可靠

发病节气：春分后一天

问诊：

主诉：发热、恶寒、咳嗽 2 天，右胸掣痛半天。

现病史：1989 年 3 月 17 日，因外出衣着不慎而始感头痛，连及颠顶，鼻塞声重，时流清涕，微有咳嗽，恶寒发热，无汗。自以为是"感冒"而服"去痛片"未效，但仍坚持工作。次日病情加重，头痛连及项背，周身酸楚无力，下午 3 时，突然发热、寒战、咳嗽顿作，痰黏而黄，涕浊，不欲饮食，便秘溲黄，遂到×院急诊。查体温 39℃，诊为"上呼吸道感染"，予"感冒冲剂、复方新诺明"口服，并肌内注射"安痛定"一支，虽然汗出，恶寒减轻，但身热不解，病人所苦有增无减，气粗咳甚，痰多色黄，渴喜冷饮，入夜尤甚。今晨觉右胸掣痛，咳则痛剧不敢深息，痰色转"暗红色"，来我院急诊。急查 T 38 ℃，WBC 28 900/mm³（2.8×10¹⁰/L），N 97%，L 3%，胸片示右中肺大片阴影，考虑为右中肺大叶性肺炎征象。急诊收入我病区。

既往史：平素身体尚可，未患过肺结核及肺炎，未患过肝炎，去年查肝功能无异常；1987 患过"急性胃肠炎"，经治而愈；无心脏、肾脏、血液、内分泌神经系统疾病，亦无外伤史。

个人史：出生于北京，曾去过广东、东北、苏杭等地，住地无潮湿之弊，条件尚可。喜食辛辣，吸烟 10 余年，10 支/日，少量饮酒。

婚育史：25 岁结婚，配偶有咳喘咯血史多年，身体尚健。

过敏史：否认过敏史。

家庭史：母亲年过七旬，尚健。父因"脑出血"于 1980 年去世。

望诊、闻诊、切诊：

神色形态：神志清，精神不振，表情痛苦，面色略红，双目有神，形体消瘦，倦卧于床。

声息气味：语声重浊，气粗而不喘，时有咳嗽，咳声较响，无异常气味闻及。

毛发皮肤：毛发稀疏，间有苍白，尚有光泽；皮肤润泽，肤色无异常，无斑疹、白㾦。

舌象：舌苔黄微腻略滑，舌质红而无瘀点，舌体大小适中、无齿痕、活动自如，舌底脉络色红，未见迂曲。

脉象：六脉弦滑略数，右寸浮，左尺细。

头面五官颈项：头颅大小形态正常；目窠微陷，白睛不黄，红丝隐隐；鼻翼微有煽动；耳轮红润不枯，无耳瘘及生疮；牙齿黄垢，排列不齐，左右下磨牙各有一枚阙如，无龋齿及齿衄，亦无齿瓣。咽部色泽红润，未见乳蛾。项部对称，活动灵活，无青筋暴露，无瘿瘤瘰疬。

胸部：胸部扁平，虚里搏动应手，腹软无症瘕痞块，无青筋暴露。

腰背四肢爪甲：脊柱四肢无畸形、不肿，爪甲润泽。

前后二阴及排泄物：无阴囊肿大，无脱肛及痔瘘。大便黄而干，小便黄少；涕黄浊量不多；痰黄稠与暗红色交混，量多无腥臭，无脓样痰。

体格检查：

T 38℃　P 92 次/min　R 26 次/min　BP 17.3/12kPa。

神志清楚，营养中等，发育尚可，体格检查合格。全身浅表淋巴结不肿大，无皮下结节。巩膜无黄染，瞳孔等大等圆，对光反射存在。心界正常，心率 92 次/分，心律齐，各瓣膜听诊区未闻及病理性杂音。右肺呼吸音低，中部语言传导增强，可闻及中小水泡音，左肺呼吸音略粗。腹部平坦，柔软无压痛，肝脾未触及，肾区无叩击痛。神经系统检查生理反射存在，病理反射未引出。

实验室检查：

血常规：RBC 4.5 × 10^6/mm^3（4.5 × 10^{12}/L）；Hb 140g/L；WBC 29 800/mm^3（2.98 × 10^{10}/L）；N 97%；L 3%。

尿常规：正常。

大便常规：正常。

胸部正位片：右中部大片阴影，考虑为右中肺大叶性肺炎征象。

四诊摘要：

病人胡××，中年男性，素体虽健但较消瘦，嗜烟酒辛辣，此次急性起病，有外感史，刻下发热恶寒并见，发热重于恶寒，咳嗽时作，右胸掣痛，咳嗽加剧，咳暗红色痰，质黏稠而量多。咽干口渴喜冷饮，不欲饮食，小便黄少，大便干结。舌红苔黄微腻，脉右寸浮滑数、左弦滑数。

辨证分析：

从四诊来看，急性起病，寒热并见，脉浮符合外感发热而不符合内伤发热特点。从治疗过程来看，不符合感冒，更非喉核肿大所致发热。发生于春季，则非冬温，可考虑风温或春温。后者为伏气温病之一，初起即有里热壅盛，津伤较重，口渴尿赤，舌红甚。咳嗽并非必然见症，而本例病人，以热、咳、痰、口渴为主，故诊断为风温为宜。病人形体消瘦，喜食辛辣，肺胃素有蕴热，又时值春季，风气当令，病人不慎衣着，外感风热病邪，肌表被束，卫气不达，则见头痛，恶寒发热，周身酸楚。肺主宣发肃降，开窍于鼻，肺卫受邪，肺气闭郁不宣，痰热蕴结，清肃之令失常，则见咳嗽鼻塞，咳痰黏稠。痰热阻肺，脉络失和而不通，不通则痛，故见右胸掣痛。肺与大肠相表里，肺气不降，腑气不通，且肺胃内有蕴热，津液受灼，则见大便秘结，小便黄少。舌红苔黄微腻，脉弦滑略数为内有痰热之象。右寸浮为表邪未尽之征。综观脉症，病位在肺、胃、大肠，以实热为主，但与阳明腑实证仍有区别，后者一般有身大汗、大渴、脉洪大等特点，本证则以热、咳、痰、胸痛为主，兼有腑气不通，故属卫气同病，痰热蕴肺，兼有腑气不通、脉络失和之证。

西医诊断依据：

（1）急性起病，主要表现为寒战发热，咳嗽胸痛，痰黄转暗红色。

（2）右肺呼吸音低，中部闻及中小水泡音。

（3）WBC 29 800/mm³（2.98×10¹⁰/L），N 97％，L 3％。胸片示右中肺大片阴影。

入院诊断：

　　中医诊断：风温

　　　　　　　卫气同病，痰热蕴肺

　　西医诊断：大叶性肺炎（右中肺）

治则治法：急则治其标，先以祛邪为主。疏风宣解，清肺化痰，佐以通腑和络。

方法：

1.5％葡萄糖注射液500毫升中加入清开灵40毫升静脉滴注，每日1次。

2. 汤药：以银翘散合麻杏石甘汤加减。

麻黄9克、生石膏（先煎）50克、连翘10克、薄荷（后下）5克、银花12克、鲜芦根50克、杏仁10克、炒牛蒡子10克、黄芩10克、全栝蒌50克、丝瓜络10克、酒制大黄9克。

煎服方法：上方水500毫升，煎30分钟，取汁300毫升，分两次口服，每日1剂。

辨证调护：

宜保暖、避风寒、忌生冷。密切注意呼吸、汗出、脉象、面色之变化。

　　　　　　　　　　　　　实习医师（签全名）：×××

　　　　　　　　　　　　　住院医师（签全名）：×××